Fernando C. Dimeo

Thomas Kubin ▪ Konstantin A. Krauth ▪ Markus Keller ▪ Armin Walz

Krebs und Sport

Ein Ratgeber nicht nur für Krebspatienten

W0196016

Weingärtner Verlag

Die Deutsche Bibliothek – CIP-Einheitsaufnahme

Dimeo, Fernando C.:
Krebs und Sport : ein Ratgeber nicht nur für Krebspatienten / Dimeo, Fernando
C. ; Thomas Kubin; Konstantin A. Krauth; Markus Keller; Armin Walz. – Berlin:
Weingärtner, 2006
ISBN 3-9804810-6-9
NE: Thomas Kubin; Konstantin A. Krauth; Markus Keller; Armin Walz

© Weingärtner Verlag, Berlin 2006
Titelbild: Chris Walter, Galerie unter www.chriswalter.de
Grafik und Gestaltung: luxgrafik, Münster, www.verspool.de
Druck: Druckpunkt, Bergheim, www.druckpunktoffset.de
ISBN 3-9804810-6-9

Printed in Germany

Inhalt

Teil 3 Bewegung und Sport für Kinder und Jugendliche während und nach der Krebstherapie 159
Konstantin A. Krauth

Teil 4 Sport nach Brustkrebs 187
Markus Keller

Teil 5 OnkoWalking – Der sanfte Sport für Krebspatienten 195
Armin Walz und Thomas Kubin

Anhang 227

Vorwort

Kaum eine Krankheit ist mit so viel Angst und Unsicherheit verbunden wie der Krebs. Vor nicht so langer Zeit setzten viele Betroffene dieses Wort fast mit einem Todesurteil gleich. Jedoch hat sich in den letzten Jahren in der Vorbeugung, Diagnostik und Behandlung von Tumorerkrankungen sehr viel getan. Die Fortschritte der medizinischen Forschung ermöglichen es, dass Krebs viel früher erkannt wird. Gleichzeitig haben genauere Kenntnisse der Entstehung und des Wachstums von Tumoren zur Entwicklung besserer Behandlungsmethoden geführt. Heute können sehr viele Patienten mit bösartigen Tumorerkrankungen geheilt werden. Und diese Entwicklung ist noch nicht beendet. Hilfsorganisationen, wie die Deutsche José Carreras Leukämie-Stiftung, haben sich zum Ziel gesetzt, Blutkrebs immer und bei jedem Patienten heilbar zu machen.

Aber warum ein Buch über Krebs und Sport? Körperliche Aktivität gehört zu den wichtigsten Maßnahmen, um das Risiko chronischer Erkrankungen wie Übergewicht, Bluthochdruck und Altersdiabetes zu verringern. Regelmäßiger Sport steigert das Wohlbefinden und bessert die Stimmung, verlangsamt den Alterungsprozess und mehrt die Lebensqualität. Dies gilt sowohl für gesunde Menschen als auch für Patienten mit chronischen Erkrankungen. Aus diesem Grund gibt es in vielen Städten Sportgruppen für Patienten mit Herzerkrankungen oder Arthrose. Aber bis vor einigen Jahren wurde den Patienten mit Tumorerkrankungen empfohlen, sich körperlich zu schonen und Anstrengungen zu vermeiden. Wie neue Untersuchungen zeigen, war diese Einstellung falsch. Seit 1990 haben mehrere wissenschaftliche Studien belegt, dass körperliche Aktivität auch bei Tumorpatienten sehr viele positive Auswirkungen hat. Patienten, die während und nach der Krebsbehandlung regelmäßig ein Ausdauer- oder Krafttraining durchführen, fühlen sich besser und spüren weniger Nebenwirkungen. Auch die Erfolge von Athleten, die nach einer Tumorerkrankung bei internationalen Wettbewerben Siege errangen, wie etwa Lance Armstrong bei der Tour de France und Ludmila Blomquist bei den Weltmeisterschaften der Leichtathletik, ließen das Interesse an dem Thema wachsen. Viele Tumorpatienten möchten von den positiven Effekten der körperlichen Aktivität profitieren; sie sind jedoch oft verunsichert und wissen nicht, wie sie ein Trainingsprogramm gestalten sollen, das heißt, wie lang und häufig sie trainieren müssen, und welche Sportarten in Frage kommen. Häufig wissen sie auch nicht, wohin sie sich wenden sollen, um informiert und beraten zu werden.

Ziel dieses Buch ist es, Antwort auf diese und viele anderen Fragen zu geben. In Teil eins des Buches erklärt der Onkologe Dr. med. Thomas Kubin die Entstehung und Behandlung von Tumorerkrankungen. Der Sportmediziner Priv.-Doz. Dr. med. Fernando C. Dimeo befasst sich in Teil zwei mit den Wirkungen von Sport und Bewegung etwa auf Herz, Kreislauf, Immunsystem und Muskeln. Er erläutert auch die Auswirkungen der unterschiedlichen Sportarten und bespricht die sozialen und psychischen Aspekte von Sport und Bewegung. Dann geht es um den Einfluss von Sport auf Entstehung und Wachstum von Tumoren und die Wirkungen körperlicher Aktivität auf Patienten während und nach der Behandlung. Es folgen die praktischen Aspekte: Wie wird ein Sportprogramm für Patienten gestaltet, was tun bei behandlungsbedingten Beschwerden wie Übelkeit oder Schwäche? Ein weiteres Thema ist Fatigue, eine der häufigsten Begleiterscheinungen der Krebstherapie. Teil zwei endet mit einem Sport- und Bewegungsprogramm für Einsteiger. In Teil drei berichtet der Kinder- und Jugendarzt Konstantin A. Krauth über die Erfahrungen mit krebskranken Kindern, die während und nach der Chemotherapie an Sport- und Bewegungsprogrammen teilnehmen. Der Gynäkologe Dr. med. Markus Keller schreibt in Teil vier über die Anwendungen von Sport und Bewegung bei Patientinnen mit Brustkrebs. Und in Teil fünf stellen der Sportfachmann Dr. Armin Walz und der Onkologe Dr. med. Thomas Kubin die Initiative „OnkoWalking" vor, bei der Tumorpatienten den Ausdauersport kennen lernen. Im Anhang folgen wichtige Adressen für Hilfesuchende.

Krebs – Entstehung, Symptome, Behandlung

Thomas Kubin

Einleitung

„Sie haben Krebs." – Dieser Satz löst Hoffnungslosigkeit, Angst und Hilflosigkeit aus. In dieser Situation ist der Kranke auf andere Menschen angewiesen, die ihm bei seiner Gesundung helfen. Die behandelnden Ärzte leiten die wichtigen Untersuchungen und Therapien ein, um den Krebspatienten zu heilen, die Erkrankung zurückzudrängen oder wenigstens die Symptome zu lindern. Sehr wichtig sind in dieser Situation vertraute Menschen, die den Kranken auf seinem Weg begleiten.

>> *Die behandelnden Ärzte leiten die wichtigen Untersuchungen und Therapien ein, um den Krebspatienten zu heilen, die Erkrankung zurückzudrängen oder wenigstens die Symptome zu lindern.*

Zum Behandlungsteam können zu unterschiedlichen Zeitpunkten auch Physiotherapeuten, Psychologen, Seelsorger und Sozialarbeiter sowie Pflegedienste gehören, ganz nach den Bedürfnissen und Wünschen des Patienten. Ein solches persönliches Netzwerk gibt dem Kranken Kraft, die notwendigen Behandlungen gut zu überstehen und hilft, seine Lebensqualität möglichst hoch zu halten und ihn in schweren Tagen aufzufangen.

Die Behandlung einer Krebserkrankung geschieht in Absprache zwischen internistischem Onkologen, Operateur, Strahlentherapeuten und weiteren Fachärzten wie Gynäkologen, Urologen, HNO-Arzt sowie dem Pathologen. Heutzutage wird für komplexe Krebserkrankungen ein individuelles Behandlungskonzept in interdisziplinären Tumorkonferenzen erstellt, die aus Krebsspezialisten unterschiedlicher Fachrichtungen bestehen.

>> *Die Auseinandersetzung mit einer Krebserkrankung hat nicht nur bedrohliche Aspekte. Sie bietet auch die Chance zu bewussterem und intensiverem Leben und Erleben. Diese Erkenntnis ist sehr wichtig, da sich Optimismus auch positiv auf den Krankheits- und Behandlungsverlauf auswirken kann.*

Aber auch, wenn die Erstbehandlung der Krankheit erfolgreich abgeschlossen worden ist und das Leben wieder einen normalen Verlauf zu nehmen scheint, bleiben häufig Fragen und Unsicherheiten zurück. Was kann ich selbst aktiv zu meiner Genesung beitragen? Gibt es sinnvolle Ergänzungen zu den etablierten Behandlungsmethoden? Wo finde ich Informationen, wo konkrete Hilfe und Unterstützung, die ich in meiner Situation benötige?

Die Auseinandersetzung mit einer Krebserkrankung hat nicht nur bedrohliche Aspekte. Sie bietet auch die Chance zu bewussterem und intensiverem Leben und Erleben. Diese Erkenntnis ist sehr wichtig, da sich Optimismus auch positiv auf den Krankheits- und Behandlungsverlauf auswirken kann.

Bis vor wenigen Jahren empfahlen Ärzte körperliche Aktivität und Sport meist als Prophylaxe, um den Ausbruch von Krankheiten und Leiden zu vermeiden.

Dieser Ratgeber zeigt, dass sportliche Betätigung auch einem angeschlagenen Patienten gut tut, ihn schneller wieder ins normale Leben zurückbringt und insbesondere die Selbstheilungskräfte des Körpers aktiviert.

Krebs – Was ist das eigentlich?

D ie Zellen, kleine funktionelle Einheiten, die den Körper des Menschen bilden, sind bestimmten Organen oder Gewebearten wie zum Beispiel Muskeln oder Bindegeweben zugeordnet und haben sich auf bestimmte Aufgaben spezialisiert. Damit kann beispielsweise die Funktion eines Organs durch das Zusammenspiel von vielen gleichen, aber auch von unterschiedlichen Zelltypen ausgebildet werden. Die Differenzierung der Zellen spielt sich im embryonalen Zustand der Entwicklung im Mutterleib ab. Gesteuert wird sie vom genetischen Programm, von dem jede Zelle eine Abschrift enthält. Die Lebensdauer der Zellen ist begrenzt, sie sterben ab und werden durch identische Neubildungen ersetzt. Im gesunden Organismus werden diese Vorgänge exakt gesteuert und kontrolliert.

Wird das Erbgut durch äußere Einwirkungen, etwa Schadstoffe oder radioaktive Strahlung, oder aber spontan beim Kopieren beschädigt, so nennt man das Mutationen. Um eine Größenvorstellung vom Werden und Vergehen der Zellen zu geben: Von den 100 Billionen Zellen im Körper eines Menschen werden pro Sekunde ungefähr vier Millionen ersetzt. Ein geringer Einfluss von außen, eine kleine Macke im Programm lassen bei dieser Größenordnung den Kopiervorgang aus dem Ruder laufen. Dies kann dazu führen, dass der Steuer- und Kontrollmechanismus für Zellteilung, Differenzierung und programmiertem Zelltod versagt. Dann können Zellen entstehen, die sich im Verlaufe der Erkrankung immer weiter entdifferenzieren, also ihre Funktion ganz oder teilweise wieder verlieren, und sich übermäßig oder unkontrolliert vermehren – Krebs entsteht. Je stärker diese Entdifferenzierung ist, desto bösar-

)) Um eine Größenvorstellung vom Werden und Vergehen der Zellen zu geben: Von den 100 Billionen Zellen im Körper eines Menschen werden pro Sekunde ungefähr vier Millionen ersetzt.

tiger kann der Krebs werden und desto leichter können sich die Krebszellen in anderen Organen einnisten und zu Metastasen vermehren.

>> *Man unterschei- det gutartige und bösartige Tumoren. Die gutartigen wach- sen langsam, bleiben gut abgegrenzt und verdrängen benach- bartes Gewebe lediglich. Bösartige Tumoren, Krebs, hin- gegen wachsen meist schnell und können vom Körper nicht mehr kontrolliert werden.*

Man unterscheidet gutartige und bösartige Tumoren. Die gutartigen wachsen langsam, bleiben gut abgegrenzt und verdrängen benachbartes Gewebe lediglich. Bösartige Tumoren, Krebs, hingegen wachsen meist schnell und können vom Körper nicht mehr kontrolliert werden. Sie wachsen in umliegende Gewebe ein und zerstören sie. Sie können in die Blutbahnen und Lymphgefäße eindringen und mit dem Blut- und dem Lymphstrom in andere Körperregionen und Organe gelangen. Wenn sie sich dort ansiedeln und erneut vermehren, entstehen Metastasen, Tochtergeschwülste.

Leukämien, auch weißer Blutkrebs genannt, und Lymphome, als Lymphknotenkrebs bezeichnet, entstehen aus Zellen, die ihren Ursprung im Knochenmark oder Lymphsystem haben. Die abnormen Zellen zirkulieren im Blutstrom und im Lymphsystem. Sie können sich ebenso in Organen festsetzen und Tumoren bilden.

Die Bezeichnung Krebs steht für eine große Gruppe von weit über 100 ganz unterschiedlichen Erkrankungen. Die meisten Krebsarten werden nach dem Organ oder Zelltyp benannt, von dem sie ausgehen. Wenn der Krebs streut, metastasiert, dann enthalten die Metastasen die gleichen Tumorzellen wie der Ursprungstumor und werden ebenso bezeichnet. Wenn zum Beispiel ein Brustkrebs in die Knochen metastasiert, so sehen die Tumorzellen im Knochen genauso aus wie die ursprünglichen Krebszellen in der Brust. Entsprechend hat der Patient dann keinen Knochenkrebs, sondern einen in die Knochen metastasierten Brustkrebs.

▪ Wie häufig sind Krebserkrankungen?

In Deutschland erkranken jährlich über 340.000 Menschen an Krebs; das ist mehr als die Einwohnerzahl einer mittelgroßen Stadt, etwa Karlsruhe. Dabei sind über 170.000 Frauen und mehr als 160.000 Männer betroffen. Derzeit muss jeder Vierte im Laufe seines Lebens damit rechnen, an Krebs zu erkranken. Die Krebsarten sind bei Männern und Frauen unterschiedlich häufig:

Häufigste Krebsneuerkrankungen in Deutschland 2000 (prozentualer Anteil)

Männer

20,3%	Prostatakrebs
16,3%	Darmkrebs
15,9%	Lungenkrebs
8,9%	Harnblasenkrebs
5,6%	Magenkrebs

Frauen

24,4%	Brustkrebs
17,6%	Darmkrebs
5,4%	Lungenkrebs
5,1%	Gebärmutterkrebs
5,1%	Magenkrebs

Häufigste Krebstodesursachen in Deutschland 2000 (prozentualer Anteil)

Männer

26,8%	Lungenkrebs
12,5%	Darmkrebs
10,2%	Prostatakrebs
6,3%	Magenkrebs
5,3%	Bauchspeicheldrüsenkrebs

Frauen

17,8%	Brustkrebs
15,3%	Darmkrebs
9,8%	Lungenkrebs
6,3%	Bauchspeicheldrüsenkrebs
6,2%	Magenkrebs

Bösartige Gewebe-Neubildungen sind nach den Krankheiten des Kreislaufsystems die häufigste Todesursache. Nach Prognosen der Entwicklung von Bevölkerung und Krankheiten wird Krebs in 15 bis 20 Jahren zur häufigsten Todesursache werden. Da Krebs mit steigendem Alter immer häufiger auftritt und auch die Lebenserwartung zunimmt, steigt die absolute Zahl der Krebstodesfälle weiter an.

Die Sterblichkeit an Krebs geht in Deutschland bei Frauen seit Beginn der 50er Jahre zurück; bei Männern ist sie erst seit 1990 rückläufig. Grund hierfür sind vor allem Früherkennungsmaßnahmen, aber auch Erfolge bei der Therapie und der Vorsorge. Frauen leben nach der Krebsdiagnose statistisch gesehen deutlich länger als Männer, da die weiblichen Krebserkrankungen durch die Vorsorgeuntersuchungen deutlich früher erkannt werden und damit besser behandelbar sind. Frauen gehen auch deutlich häufiger zu Vorsorgeuntersuchungen als Männer: Die 5-Jahres-Überlebensraten nach der Diagnose einer Krebserkrankung liegen für Frauen durchschnittlich bei 50,4 Prozent, bei Männern nur bei 38,9 Prozent.

>> *Frauen gehen auch deutlich häufiger zu Vorsorgeuntersuchungen als Männer: Die 5-Jahres-Überlebensraten nach der Diagnose einer Krebserkrankung liegen für Frauen durchschnittlich bei 50,4 Prozent, bei Männern nur bei 38,9 Prozent.*

▪ Todesursachen im Verlauf der Jahre

Lungenkrebs
Bei Männern gab es einen steilen Anstieg bis 1980, seit 1990 einen deutlichen Rückgang, weil Männer immer weniger rauchen. Bei Frauen ist seit 1975 ein kontinuierlicher Anstieg zu verzeichnen, weil immer mehr Frauen rauchen.

Magenkrebs
Bei Männern und Frauen fällt die Zahl der Todesfälle seit 1950 steil ab. Als Grund wird die wachsende Zahl der Kühltheken

und Kühlschränke vermutet. Es wird kaum noch gepökeltes Fleisch verzehrt, das auf Dauer Krebs auslösen kann.

Darmkrebs

Bei beiden Geschlechtern ist eine leichte, kontinuierliche Abnahme seit Mitte der 70er Jahre zu verzeichnen. Grund dafür ist die zunehmende Zahl der Vorsorgeuntersuchungen mit Stuhltestbriefchen und die frühzeitige Entdeckung von Tumoren durch Darmspiegelung, Koloskopie; ein weiterer Abfall der Sterblichkeit ist nun durch die regelmäßig empfohlene Vorsorge-Darmspiegelung zu erwarten.

Brustkrebs

Die Sterblichkeit ist seit 1990 rückläufig. Gründe sind die Früherkennung durch Vorsorge und Selbstuntersuchung sowie Fortschritte in der Therapie.

▪ Wie entsteht Krebs?

Heute weiß man, dass an der Entstehung von Krebs immer mehrere Faktoren ursächlich beteiligt sind, die schließlich zur Veränderung der Erbinformation einer Zelle führen. So entsteht ein spontan nicht mehr zu bremsendes Wachstum. Wenn sich eine Zelle teilt, muss die Erbinformation kopiert werden, damit die neue Zelle das gleiche Programm erhält. Beim Abschreiben dieses genetischen Codes entstehen Fehler, Mutationen, die entweder keine Rolle für die Zellen spielen oder die zum Absterben der Zelle führen. Die Fehlerquote wird durch bestimmte Risikofaktoren gefördert. Meist nur, wenn mehrere genetische Veränderungen in eine Richtung erfolgen, entsteht Krebs – vom Vorstadium, etwa in Gestalt von Polypen im Darm, zum beginnenden und schließlich zerstörerischen und metastasierenden Tumor.

>> *Heute weiß man, dass an der Entstehung von Krebs immer mehrere Faktoren ursächlich beteiligt sind, die schließlich zur Veränderung der Erbinformation einer Zelle führen. So entsteht ein spontan nicht mehr zu bremsendes Wachstum.*

■ Welches sind die Risikofaktoren der Krebsentstehung ?

Rauchen

Bedeutendster Einzelrisikofaktor für die Krebsentstehung ist das Rauchen. Rauchen ist an etwa 25 bis 30 Prozent aller Krebserkrankungsfälle beteiligt. Zum Beispiel ist das Risiko eines Rauchers, an Lungenkrebs zu sterben, mindestens 15 bis 30-fach höher als bei Nichtrauchern; nur 5 bis 10 Prozent aller Patienten mit Lungenkrebs sind Nichtraucher.

>> Bedeutendster Einzelrisikofaktor für die Krebsentstehung ist das Rauchen. Rauchen ist an etwa 25 bis 30 Prozent aller Krebserkrankungsfälle beteiligt.

Ernährungsgewohnheiten

Nach Schätzungen sind Ernährungsgewohnheiten bis über 20 Prozent an der Krebsentstehung in Magen, Darm, Mundhöhle, Speiseröhre, Kehlkopf, Bauchspeicheldrüse, Prostata und Brust mitbeteiligt. Im Allgemeinen sollen vitamin- und ballaststoffreiche Ernährung das Krebsrisiko senken, während fettreiche Ernährung zum Beispiel den Darmkrebs fördern soll. Leider sind diese Daten schwer zu erheben, so dass hier noch große Unsicherheit besteht. Sicher ist, dass hochprozentige alkoholische Getränke über die Jahre Tumoren entlang der „Schluckstraße" vom Mund bis zum Magen auslösen können. Seit in den 50er Jahren der Genuss von stark gepökeltem Fleisch durch die Verbreitung von Kühlhäusern, Kühltheken und Kühlschränken zurückgegangen ist, hat auch die Magenkrebs-Häufigkeit abgenommen.

Genetische Faktoren

Für 5 bis 10 Prozent aller Krebserkrankungen sind Erbanlagen verantwortlich. Die Identifizierung spezifischer Krebsgene ist bisher nur für wenige Tumorarten gelungen, etwa bei einigen Formen von Darm-, Brust- und Eierstock-krebs. Tumoren sind zwar immer neu entstandene Entar-tungen von Körpergeweben, jedoch kann die Bereitschaft zur Entartung unterschiedlich ausgeprägt sein – je nach Veranlagung und Einwirken von Risikofaktoren, wie etwa dem Rauchen.

Viren

Viren sind in Deutschland zu etwa 5 Prozent an der Krebs-entstehung beteiligt; weltweit sind es bis zu 15 Prozent. So können die Erreger von Hepatitis B und C Leberkrebs aus-lösen, Papillomviren verursachen Gebärmutterhalskrebs, Epstein-Barr-Viren werden mit einigen Arten von Lymph-knotenkrebsen in Verbindung gebracht, HIV mit Lymph-knotenkrebs und dem Kaposi-Sarkom, einem seltenen Haut-krebs. Aber: Krebs ist nicht ansteckend.

》 Viren sind in Deutschland zu etwa 5 Prozent an der Krebsentstehung beteiligt; weltweit sind es bis zu 15 Prozent.

Risikosubstanzen

Risikosubstanzen im Beruf sind in 4 bis 8 Prozent an der Tu-morentstehung beteiligt. Zum Beispiel kann Asbest Lungen- und Rippenfellkrebs auslösen, aromatische Amine und man-che Lösungsmittel bei Arbeitern der chemischen Industrie, bei Malern oder Friseuren wirken bei der Entstehung von Harnblasenkrebs mit. Schadstoffe in der Umwelt werden für etwa 2 Prozent der Krebserkrankungen verantwortlich gemacht, unter anderem für Lymphknotenkrebs.

Alkoholkonsum

Alkoholkonsum ist zu etwa 3 Prozent an der Krebsentste-hung beteiligt und zwar entlang der „Schluckstraße" von der Mundhöhle über Rachen, Kehlkopf, Speiseröhre bis zum Magen und auch in der Leber.

Radioaktive Strahlung

Radioaktive Strahlung in natürlicher und künstlicher Form erzeugt weniger als ein Prozent aller Krebserkrankungen. Künstliche Quellen radioaktiver Strahlung sind die Röntgengeräte und Computertomographen in der Diagnostik und die Bestrahlungsgeräte in der Therapie.

UV-Strahlung

Übermäßige natürliche Sonnenbestrahlung aber auch künstliche UV-Bestrahlung in Sonnenstudios erhöht mit den Jahren eindeutig das Risiko, an Hautkrebs zu erkranken.

Medikamente

Auch eine Chemotherapie gegen eine Krebsart kann einen anderen Krebs auslösen, zum Beispiel Leukämie. Der Anteil der so entstandenen Krebserkrankungen liegt aber deutlich unter einem Prozent.

Hormonersatztherapie

Hormonersatztherapie in der Menopause kann das Risiko für Brustkrebs erhöhen; bei reinen Östrogenpräparaten steigt auch das Risiko für einen Gebärmutterkrebs, ein Endometriumkarzinom.

>> *Das Wissen über die Risikofaktoren der Krebsentstehung ist wichtig, um die Gefahr einer Krebsentstehung zu reduzieren.*

Das Wissen über die Risikofaktoren der Krebsentstehung ist wichtig, um die Gefahr einer Krebsentstehung zu reduzieren. Ist eine Tumorerkrankung jedoch aufgetreten, so macht es wenig Sinn zu fragen, ob man die Erkrankung durch Vermeidung mancher Verhaltensweisen hätte verhindern können. Die Krebserkrankung oder ihr Fortschreiten als unverdienten Schicksalsschlag zu werten, erzeugt ein Gefühl von Hilflosigkeit und Ohnmacht – das wiederum ruft Zorn und Wut hervor. Dies alles lähmt anstatt zu aktivieren. Gram über die Vergangenheit ist unproduktiv und bindet nur unnötig die für die Bewältigung der Zukunft notwendigen Kräfte.

Untersuchungsmethoden

Histologie – Mikroskopische Untersuchung des Tumorgewebes

Fast immer ist es nötig, wenigstens ein kleines Stück Tumorgewebe zu gewinnen, das der Pathologe unter dem Mikroskop bis in alle Feinheiten untersucht. Tumorgewebe kann für eine solche feingewebliche, histologische Begutachtung mit einer kleinen Operation gewonnen werden, wenn möglich auch endoskopisch. Alternativ ist häufig ein Anstechen, eine Punktion, des Tumors mit einer feinen Nadel zur Gewebegewinnung möglich. Diese Feinnadelpunktion wird mit Hilfe von Ultraschall oder Computertomographie (CT) mit langen Nadeln durchgeführt, die nur unwesentlich dicker sind als solche zum Blutabnehmen.

>> Diese Feinnadelpunktion wird mit Hilfe von Ultraschall oder Computertomographie (CT) mit langen Nadeln durchgeführt, die nur unwesentlich dicker sind als solche zum Blutabnehmen.

Staging – Untersuchungsmethoden zur Stadieneinteilung

Um die Ausbreitung der Erkrankung im Organismus festzustellen, benutzt man eine Reihe von modernen, den Patienten nicht oder nur gering belastenden Untersuchungsmethoden:

- Sonographie, Ultraschall, der Bauchhöhle und der Lymphknotenregionen Hals, Achselhöhlen und Leisten

- Röntgen des Brustkorbes und eventuell von Skelettabschnitten

- Computertomographie, Schichtröntgen-Verfahren, von Brustkorb und Bauchhöhle einschließlich des Beckens, eventuell von Hals, Kopf und Gehirn

- Szintigramm, Abbildung mit Hilfe einer Gammastrahlen-Kamera, des Skelettes zum Aufspüren von Knochen-Metastasen und Knochenveränderungen

Für detailliertere Untersuchungen können weitere Untersuchungen wie Kernspintomographie (MRT) oder Positronen-Emissions-Tomographie (PET) folgen.

Bei der Tumorsuche werden auch endoskopische Verfahren wie Magenspiegelung, Darmspiegelung und Lungenspiegelung angewandt. Hinzu kommen Knochenstanze, das heißt die Nadelpunktion des Knochenmarkes, meist am hinteren Beckenkamm, und selten auch eine Nervenwasseruntersuchung.

)) Tumormarker im Blut dienen weniger der Entdeckung von Krebsgeschwülsten als der Beobachtung des Verlaufes der Krankheit.

Tumormarker im Blut dienen weniger der Entdeckung von Krebsgeschwülsten als der Beobachtung des Verlaufes der Krankheit. Ihre Bedeutung wird oft überschätzt. Es gibt aber auch aussagekräftige Tumormarker für einige wenige Krebsarten, zum Beispiel das Prostataspezifische Antigen (PSA) bei Prostatakrebs.

▪ Metastasierung

Solide Tumoren eines Organs wie Lunge, Darm oder Brust können lymphogen, entlang der Lymphbahnen, oder hämatogen, über den Blutstrom, Tumorzellen streuen. Sie siedeln sich dann in neuen Körperabschnitten als Mikrometastasen an und wachsen zu Tochtergeschwülsten heran. Die häufigsten Orte für eine Metastasierung sind die Leber, die Lunge und die Knochen; prinzipiell können jedoch alle Körpergewebe und Organe betroffen sein. Der Mutter-Tumor heißt auch Primär-Tumor. Metastasen tragen die Merkmale des Primär-Tumors und müssen wie ein solcher behandelt werden.

>> *Metastasen tragen die Merkmale des Primär-Tumors und müssen wie ein solcher behandelt werden.*

Im Gegensatz zu den soliden Tumoren, die sich über Tochterzellen im Körper ausbreiten, sind bösartige Erkrankungen des Blut- und Lymphsystems oft bereits überall im Körper, im System, verteilt. Die Rede ist von Blutkrebs und Lymphknotenkrebsen, bei denen die entarteten Zellen oft mit dem Blut- oder Lymphstrom zirkulieren. Typisch für Leukämien ist die enthemmte Produktion genetisch veränderter, nicht funktionsfähiger weißer Blutkörperchen, Leukozyten, die die normale Zusammensetzung des Blutes gravierend ändern können. Bösartige Lymphome entstehen aus der Entartung der Lymphzellen, Lymphozyten, die ebenfalls für die Immunabwehr zuständig sind. Befallen werden können das Lymphsystem mit Lymphknoten, Rachenmandeln, Milz und Knochenmark.

▪ Tumorklassifikation

Je nach Ausbreitungsstadium wird ein Tumorleiden bei Diagnosestellung beziehungsweise im Verlauf der Erkrankung genau beschrieben, um die Therapie festzulegen und die Prognose besser beurteilen zu können. Eine solche Diagnostik nennt man Staging, Stadieneinteilung.

Am verbreitetsten sind die TNM-Klassifikation und die klinische Stadieneinteilung:

TNM (G):

T = Tumorgröße
(T1 – T4)
N = Lymphknotenbefall
(N0= kein Befall; N1= geringer –
N3= ausgedehnter Befall)
M = Fernmetastasierung
(M0= keine Absiedlungen,
M1= Fernmetastasen)
G = Differenzierungsgrad, Grading
(G1= gut differenziert= langsam wachsend,
G3/4 = undifferenziert= schnell wachsend)

Klinische Stadieneinteilung

Stadium 0 bezeichnet einen winzigen, nicht in die Tiefe wachsenden Tumor, das heißt einen beginnenden Krebs, der mit chirurgischem Herausschneiden fast immer geheilt ist

》 *Im Allgemeinen gilt: Je niedriger die Zahl der jeweiligen Kategorie, desto günstiger die Prognose.*

Stadium I – III umfasst unterschiedliche Tumorgröße und unterschiedlichen Lymphknotenbefall

Stadium IV bedeutet metastasierte, im Körper gestreute, Erkrankung

Im Allgemeinen gilt: Je niedriger die Zahl der jeweiligen Kategorie, desto günstiger die Prognose.

▪ Blutbildung

Das Blut wird im Knochenmark gebildet, das im Innenraum vieler Knochen beheimatet ist. Aus den Blutstammzellen reifen die Blutzellen in bis zu 10 Tagen heran und werden in den Blutstrom ausgeschwemmt, um alte oder verbrauchte Zellen zu ersetzen. Die reifen Zellen im Blut haben unterschiedliche Funktionen:

Erythrozyten − rote Blutkörperchen für den Sauerstofftransport

Leukozyten − weiße Blutkörperchen für die unspezifische Abwehr von Infektionen, das heißt Fresszellen, die vor allem Krankheitserreger fressen und verdauen können

Lymphozyten − kleinere weiße Blutkörperchen für die spezifische Abwehr von Infektionen, verantwortlich unter anderem für die Antikörperproduktion.

Thrombozyten − Blutplättchen für die Blutstillung

》 Aus den Blutstammzellen reifen die Blutzellen in bis zu 10 Tagen heran und werden in den Blutstrom ausgeschwemmt, um alte oder verbrauchte Zellen zu ersetzen.

▪ Stimulierung der Blutbildung

Erythropoetin

Der Sauerstofftransport im Blut ist Aufgabe des Hämoglobins, des roten Blutfarbstoffes. Der Gehalt an Hämoglobin ist bei vielen Krebserkrankungen durch die Krankheit selbst, oft aber auch durch die Therapie deutlich herabgesetzt. Normalerweise setzen in einem solchen Fall die Nieren vermehrt das Hormon Erythropoetin frei, um die Bildung roter Blutkörperchen zu stimulieren.

Häufig reicht bei Krebspatienten diese natürliche Stimulation der Blutbildung nicht aus, oder sie wird durch die Krebserkrankung unterdrückt. Dann kann man versuchsweise gentechnologisch hergestelltes Erythropoetin als Injektion unter die Haut verabreichen. Das hebt den Hämoglobingehalt in manchen Fällen deutlich an.

Die Auswertung standardisierter Fragebögen hat ergeben, dass Patienten die bessere Sauerstoffversorgung als eindeutige Besserung ihrer körperlichen Verfassung und Leistungsfähigkeit sowie ihres Allgemeinbefindens erleben. Das wirkt sich auch positiv auf die sozialen Beziehungen und die Alltagstauglichkeit aus. Leider wirkt das Hormon nicht bei allen Krebspatienten; außerdem ist es sehr teuer. Von den Krebsgesellschaften gibt es Leitlinien, wann der Einsatz dieses Hormons sinnvoll ist oder aber nicht empfohlen wird.

>> *Leider wirkt das Hormon lange nicht bei allen Krebspatienten, außerdem ist es sehr teuer.*

Granulozyten-stimulierendes Hormon (G-CSF)

Dieses Hormon stimuliert die Bildung der Granulozyten, der größten Gruppe der weißen Blutkörperchen. Die Blutbildung wird als Begleitwirkung von den Zellgiften, den Zytostatika, im Rahmen einer Chemotherapie und von den harten Gammastrahlen einer Radiotherapie vorübergehend in großem Umfang unterdrückt. Das Hormon sorgt für eine Produktionssteigerung, die den normalen Zustand um einige Tage schneller wiederherstellt. Dadurch kann das Infektionsrisiko sinken. Dieses Hormon kann ebenso gentechnisch produziert werden. Auch für die Anwendung dieses ebenfalls sehr teuren Mittels gibt es Richtlinien der Krebsgesellschaften.

Welche Arten der Tumorbehandlung gibt es?

Unter dem Begriff Onkologie versteht man die Lehre von der Entstehung und Behandlung bösartiger Tumoren und tumorbedingter Erkrankungen. Man unterscheidet die lokalen Behandlungsformen Operation und Strahlentherapie von den systemischen Behandlungsformen Chemotherapie, Hormontherapie, Immuntherapie und Antikörpertherapie. Die lokalen Behandlungsformen gelten für örtlich begrenzte Tumoren, die systemischen meist für ausgedehnte Tumorleiden mit Metastasen oder für Krebsarten, die den ganzen Körper erfassen wie zum Beispiel Blut- oder Lymphknotenkrebs.

)) Unter dem Begriff Onkologie versteht man die Lehre von der Entstehung und Behandlung bösartiger Tumoren und tumorbedingter Erkrankungen.

Etwa die Hälfte aller örtlich begrenzten, das heißt nicht metastasierten, Krebserkrankungen kann geheilt werden. Bei einigen Krebsarten wie zum Beispiel beim Darm- oder Brustkrebs liegen die Heilungsraten deutlich höher, bei anderen aber auch sehr viel niedriger als zum Beispiel beim Lungen-, Magen- oder Bauchspeicheldrüsenkrebs. Bei letzteren werden sehr früh sogenannte Mikrometastasen gestreut, die derzeit mit keiner Methode entdeckt werden können. Im metastasierten Stadium sind die meisten Krebserkrankungen nicht mehr heilbar. Nur bei einigen wenigen Krebserkrankungen wie aggressiven Lymphomen, Hodgkin-Lymphomen oder Hodentumoren ist trotz im Körper gestreuter Erkrankung mit alleiniger Chemotherapie eine Heilung mit hohem Prozentsatz, etwa 50 bis über 90 Prozent, möglich. Andere Lymphomarten oder chronische Leukämien lassen sich häufig über viele Jahre sehr gut zurückdrängen und eine hohe Lebensqualität erhalten.

▪ Lokale Therapien

Chirurgische Tumorentfernung

Viele Patienten können geheilt werden, indem das gesamte Tumorgewebe herausgeschnitten wird. Entfernt wird, wenn möglich, auch das angrenzende Gewebe, um auch feine Ausläufer des Tumors zu erfassen. Ebenfalls herausgenommen wird das Gewebe des Lymphabflussgebietes eines Tumors; denn die Lymphknoten haben eine Filterfunktion und fangen abgewanderte Tumorzellen auf. Wenn diese nicht entfernt werden, entstehen daraus in den Lymphknoten Tochtergeschwülste.

> **》** *Eine Metastasenbildung kann zwischen ein paar Wochen und bis über ein Jahrzehnt dauern, je nach Tumorart.*

Eine Metastasenbildung kann zwischen ein paar Wochen und bis über ein Jahrzehnt dauern, je nach Tumorart. Über die Therapie eines solchen Rezidivs, ob heilend oder helfend, kurativ oder palliativ, muss dann entschieden werden.

Manchmal wird nur operiert, um den größten Teil der Tumor-masse zu entfernen. Ein solcher palliativer Eingriff kann das Leben verlängern und die Lebensqualität verbessern. So wird auch in Fällen vorgegangen, in denen der Tumor nicht ohne Gefahr für umliegendes Gewebe, etwa im Gehirn, vollständig entfernt werden kann oder in denen ein Tumor oder Metastasen ein anderes lebenswichtiges Organ bedrohen. Auch solche Operationen haben lediglich helfenden, palliativen, Charakter, weil eine Heilung nicht möglich ist — es sei denn, andere zusätzliche Therapien haben Erfolg.

Bestrahlung

Energiereiche Strahlen, vor allem harte Gamma-Strahlung, können Zellstrukturen zerstören, unter anderem die empfindliche Erbinformation oder Enzyme und andere Eiweiße. Die bestrahlten Zellen sterben meist ab. Vor, nach oder an Stelle der Tumorentfernung können die Tumormasse verkleinert oder Tumorreste beseitigt werden. Heutzutage ist es mit Computertechnik möglich, Tumoren im Körperinneren zielgenau zu bestrahlen. Bei der sogenannten Bewegungs- oder Pendelbestrahlung treffen sich die Strahlen einer beweglichen Strahlenquelle im Tumorgebiet, während das umliegende gesunde Gewebe geschont wird, indem hier nur eine relativ geringe Strahlenmenge hindurchgeleitet werden muss.

>> *Tumoren und auch Körpergewebe, die rasch wachsen, beziehungsweise deren Zellen sich sehr rasch teilen, sind sehr strahlensensibel, andere, langsam wachsende, sind relativ strahlenresistent.*

Insgesamt kann man aber wegen der sich anhäufenden Nebenwirkungen, wie Unterdrückung der Blutbildung oder Schleimhautschädigung, nur eine beschränkte Zahl befallener Stellen im Körper bestrahlen. Eine maximale Bestrahlungsdosis darf nicht überschritten werden, da sonst auch umliegendes gesundes Gewebe zugrunde geht. Tumoren und auch Körpergewebe, die rasch wachsen, beziehungsweise deren Zellen sich rasch teilen, sind sehr strahlensensibel, andere, langsam wachsende, sind relativ strahlenresistent. Eine Bestrahlung wird täglich in kleinen Dosen über etwa 3 bis 7 Wochen vorgenommen, um die Nebenwirkungen in möglichst engen Grenzen zu halten.

Etwa 50 bis 60 Prozent aller Krebspatienten benötigen im Laufe ihrer Erkrankung eine Strahlentherapie.

▪ Systemische Therapien

Chemotherapie

Mit bestimmten Medikamenten, Zytostatika genannt, lassen sich bösartige Tumoren zerstören oder zumindest am weiteren Wachstum hindern. Zytostatika sind Gifte, die Zellen an der Teilung hindern oder sie absterben lassen.

>> *Mit bestimmten Medikamenten, Zytostatika genannt, lassen sich bösartige Tumoren zerstören oder zumindest am weiteren Wachstum hindern.*

Sie werden meist durch Infusionen in die Vene gegeben; manche können aber auch als Tabletten eingenommen werden.

» *Eine Chemotherapie kann manche Tumoren mit einer mehr oder weniger hohen Wahrscheinlichkeit heilen.*

Eine Chemotherapie kann manche Tumoren mit einer mehr oder weniger hohen Wahrscheinlichkeit heilen. Das gilt für Lymphome, Morbus Hodgkin, manche Leukämien und Hodenkrebs. Bei anderen Krebsarten erreicht man meist nur eine Verkleinerung der Tumormasse beziehungsweise eine Verbesserung der Lebensqualität – zwar ohne Heilung, aber auch mit einer Verlängerung der Überlebenszeit des Patienten. Wenn der Tumor unter Chemotherapie weitgehend oder vollständig verschwindet, so profitiert der Patient eindeutig von der Chemotherapie. Auch wenn nur ein Stillstand des Tumorwachstums erreicht wird, fühlt sich der Patient oft deutlich besser, da der Tumor dann meist keine auszehrenden oder krankmachenden Stoffe mehr ins Blut abgibt.

Neoadjuvante Therapie
Die Wirkung der Chemotherapie macht sich die Medizin auch zu Nutze, um vor einer Operation den Tumor zu verkleinern, damit er mit höherer Heilungswahrscheinlichkeit entfernt oder überhaupt erst in einen operablen Zustand gebracht werden kann.

Adjuvante Therapie
Nach einer potenziell heilenden Operation soll eine unterstützende Chemotherapie im Anschluss an eine Operation das Risiko eines Rezidivs, eines Rückfalles, oder von Metastasen vermindern.

Nebenwirkungen
Zytostatika hemmen das Wachstum aller schnell wachsenden Zellen. Da sich aber nicht nur Tumorzellen rasch

teilen, sondern auch die Zellen der Haarwurzeln, der Magen-Darm-Schleimhäute, des Knochenmarks und der Keimdrüsen, werden diese bei einer Zytostatikatherapie in Mitleidenschaft gezogen. Dies kann zu Haarausfall, Durchfällen, Mundschleimhautentzündungen, Übelkeit und Erbrechen, Störung der Blutbildung, Immunschwäche und Unfruchtbarkeit führen. Einige wenige Zytostatika, die Anthrazycline, können den Herzmuskel dauerhaft schädigen, andere die Nieren-, Leber- oder Nervenfunktion beeinträchtigen. Wegen der manchmal starken Nebenwirkungen können Zytostatika meist nur kurzfristig und mit Pausen verabreicht werden. So dauert ein Zyklus meist 3, 4 oder 6 Wochen, obwohl nur 1 bis 5 Tage Chemotherapie verabreicht werden.

Zur Zeit gibt es über 50 verschiedene Zytostatika, die gegen jeweils bestimmte Krebsarten gute Erfolge zeigen. Dabei wirken die Substanzen im allgemeinen in Kombination mit anderen Zytostatika, in einer Kombinations- oder Polychemotherapie, deutlich besser als bei einer alleinigen Gabe, einer Monotherapie. Dafür addieren sich aber auch die Nebenwirkungen. Wie viele Patienten auf eine Chemotherapie ansprechen, ist stark von der Krebsart abhängig und kann zwischen weniger als 10 Prozent und über 90 Prozent liegen. Eine Voraussage, wer auf die Therapie anspricht, ist leider noch nicht möglich. Zudem können Tumorzellen im Laufe der Therapiezyklen resistent gegen Chemotherapie werden.

Knochenmark- und Blutstammzell-Transplantation

Wenn ein Tumor sensibel auf Chemotherapie reagiert, kann er mit einer höherdosierten Chemotherapie oft noch stärker zerstört werden. Bei manchen Krebserkrankungen

» Zytostatika hemmen das Wachstum aller schnell wachsenden Zellen. Da sich aber nicht nur Tumorzellen rasch teilen, sondern auch die Zellen der Haarwurzeln, der Magen-Darm-Schleimhäute, des Knochenmarks und der Keimdrüsen, werden diese bei einer Zytostatikatherapie in Mitleidenschaft gezogen.

erhöht sich damit die Heilungsrate deutlich. Das gilt für Lymphome, Leukämien und Hodentumoren. Manchmal verlängert die Chemotherapie das Leben nur, etwa bei Plasmozytomen.

>> *Eine Hoch-dosis-Chemotherapie zerstört als Neben-wirkung aber weitge-hend die Blutbildung. Deshalb müssen vor einer Hochdosis-Chemotherapie Blutstammzellen zur Verfügung stehen, die vor der Verabreichung der Zytostatika dem Körper entnommen werden.*

Eine Hochdosis-Chemotherapie zerstört als Nebenwirkung aber weitgehend die Blutbildung. Deshalb müssen vor einer Hochdosis-Chemotherapie Blutstammzellen zur Verfügung stehen, die vor der Verabreichung der Zytostatika dem Körper entnommen werden. Diese Blutstammzellen kann man nach entsprechender Stimulierung von dem Patienten selbst aus dem Blutstrom gewinnen oder einem fremden Spender entnehmen, dessen Gewebetyp zu dem des Patienten passt.

Nach der Hochdosis-Infusion wartet man noch 1 bis 2 Tage, bis die Zellgifte aus dem Körper ausgeschwemmt wurden, dann werden die vorher tiefgefrorenen Blutstammzellen aufgetaut und dem Patienten eingespritzt. Aus diesen wird dann nach ungefähr 10 Tagen wieder zunehmend normales Blut gebildet.

Mit der Gabe von fremden Blutstammzellen, einer allogenen Transplantation, wird auch ein fremdes, neues Immunsystem im Körper gebildet, das im Gegensatz zum eigenen Immunsystem die Krebszellen als Fremdkörper erkennen kann und diese dauerhaft attackiert. Hiermit sind häufig höhere Dauerheilungsraten als durch alleinige Chemotherapie möglich.

Leider ist eine solche Prozedur immer noch schlecht verträglich. Es sterben innerhalb eines Jahres 10 bis 30 Prozent der Patienten an den Nebenwirkungen einer Fremdspender-Transplantation, während die Sterblichkeitsrate bei der Transplantation eigener Blutstammzellen, einer autologen Transplantation, bei weniger als 1 bis 3 Prozent liegt. Problematisch ist vor allem die Attackierung des eigenen Körpers durch die Immunzellen eines fremden Spenders. Wegen einer solchen Graft-versus-Host-Reaktion, Transplantat-gegen-Empfänger-Reaktion, muss das Abwehrsystem wieder unterdrückt werden. Dies aber steigert die Neigung zu schweren Infektionen, an denen nicht wenige Patienten sterben.

>> *Problematisch ist vor allem die Attackierung des eigenen Körpers durch die Immunzellen eines fremden Spenders. Wegen einer solchen Graft-versus-Host-Reaktion, Transplantat-gegen-Empfänger-Reaktion, muss das Abwehrsystem wieder unterdrückt werden.*

Hormontherapie

Mit Hormontherapie ist eigentlich eine Anti-Hormontherapie gemeint. Heutzutage blockiert man die körpereigene Hormonproduktion oder Hormonwirkung meist durch Medikamente. Sehr wirksam ist ein Entzug der männlichen Geschlechtshormone, die das Prostatakarzinom zum Wachstum anregen, sowie ein Entzug des weiblichen Hormons Östrogen, das den hormonabhängigen Brustkrebs begünstigt.

Zielgerichtete Tumortherapie

Während Chemotherapie vor allem im Zellkern die Erbinformation von schnell wachsenden Zellen attackiert und damit relativ starke Nebenwirkungen auslösen kann, wurden in den letzten 5 bis 10 Jahren neue moderne Wege entwickelt, Krebszellen am Wachstum zu hindern. Mit molekularbiologischen Verfahren wurde eine Reihe von Rezeptoren und Zielstrukturen auf den Oberflächen von Zellen, den Zellmembranen, entdeckt, die normalerweise das Zellwachstum fördern oder anderweitig beeinflussen können. Durch spontane Veränderungen dieser Oberflächenmoleküle kommt es bei manchen Zellen zur ständigen Aktivierung von Wachstumssignalen.

》 *Mit modernen Laborverfahren und teilweise mit Hilfe von Computern wurden nun Antikörper und kleine Moleküle, zum Beispiel Tyrosinkinase-Hemmer, entwickelt, die diese Rezeptoren und damit den ständigen Wachstumsreiz auf die Zellen blockieren können.*

Mit modernen Laborverfahren und teilweise mit Hilfe von Computern wurden nun Antikörper und kleine Moleküle, zum Beispiel Tyrosinkinase-Hemmer, entwickelt, die diese Rezeptoren und damit den ständigen Wachstumsreiz auf die Zellen blockieren können. Das hat zum Beispiel bei der chronischen myeloischen Leukämie, bei gastrointestinalen Stromatumoren (GIST), aber auch bei manchen Formen von Brustkrebs (HER-2-neu positiv) und ganz aktuell bei einigen Patienten mit Darmkrebs oder Lungenkrebs zu erstaunlichen Ansprechraten geführt, mitunter auch, nachdem alle Chemotherapie bereits versagt hatte.

Durch den ganz anderen Wirkmechanismus sind auch völlig andere Nebenwirkungen zu beobachten, die im Allgemeinen geringer als die der Chemotherapie sind. Derzeit werden diese Substanzen teils als alleinige Therapie, teils in Kombination mit Chemotherapie eingesetzt.

Ein weiterer neuer Ansatzpunkt, Tumoren einzudämmen, sind Mittel gegen die Blutgefäße von Tumoren, die diese rasch bilden müssen, um genügend Nährstoffe und Sauerstoff für ihr schnelles Wachstum zu bekommen. Dieses Prinzip der Antiangiogenese kann dazu führen, dass Tumoren nicht mehr weiterwachsen und manchmal auch absterben.

Auf diesen neuen Ansätzen der Tumortherapie ruht derzeit große Hoffnung für die Zukunft.

Immuntherapie
Die Schulmedizin hat mittlerweile einige Möglichkeiten anzubieten, das körpereigene Abwehrsystem zur Tumorbekämpfung zu stimulieren. Das sind zum Beispiel die Zytokine, Zellhormone wie Interferone und Interleukin 2, die

Fieber auslösen und eine Vielzahl von Effekten auf das Abwehrsystem, aber auch gegen Krebszellen haben können. Hinzu kommen die Antikörpertherapien mit teils hochwirksamen spezifischen monoklonalen Antikörpern. Als Therapie noch nicht ausgereift sind die Tumorvakzinationen. Das sind Tumorimpfungen, die bisher nur in wenigen Therapiestudien angeboten werden.

Außerdem gibt es noch viele Außenseitermethoden, etwa Behandlungen mit Mistelextrakt, hochdosierte Vitamingaben, Zink- und Selengaben, Sauerstoffüberdruck-Behandlungen und bestimmte Diäten. Ihre Wirksamkeit ist nicht bewiesen, und teilweise muss von ihnen sogar abgeraten werden, wie zum Beispiel von sogenannten Krebsdiäten.

Hyperthermie

Die Wirkung einer Chemotherapie und gegebenenfalls auch Strahlentherapie soll durch künstliche Überwärmung eines Körperteiles oder des gesamten Körpers bis etwa 42°C unterstützt werden. Dabei wird zwischen Ganzkörper-Hyperthermie und regionaler Teilkörper-Hyperthermie unterschieden. Die Hyperthermie hat die in sie gesteckten Erwartungen weitgehend nicht erfüllt und wird von der Schulmedizin nur noch bei wenigen ausgewählten Tumoren, vor allem bei Weichteilsarkomen, angewandt. Sie sollte nur innerhalb von Therapiestudien durchgeführt werden, da die zusätzliche Wirkung nicht sicher bewiesen ist und da auch nicht unerhebliche Belastungen des Patienten und in seltenen Einzelfällen sogar Todesfälle aufgetreten sind. Das Konzept der Hyperthermie macht sich zu Nutze, dass Krebszellen in einer bestimmten Lebensphase temperaturempfindlicher sind als normale Zellen. Hyperthermie ohne Chemotherapie ist erwiesenermaßen wirkungslos gegen Tumoren.

>> *Hyperthermie ohne Chemotherapie ist erwiesenermaßen wirkungslos gegen Tumoren.*

▪ Supportive Therapien

Dies sind Maßnahmen zur Unterstützung der Therapie, zur Verringerung von Nebenwirkungen und zur Stärkung des Wohlbefindens beziehungsweise der Lebensqualität. Die Maßnahmen haben aber keine direkte Wirkung gegen den Krebs. Übelkeit und Brechreiz, Schmerzen und Infektionen werden mit Medikamenten bekämpft, der Mangel an roten Blutkörperchen und Blutplättchen mit Transfusionen, und Probleme bei der Nahrungsaufnahme werden behoben durch Magensonden oder Infusionen über die Vene. Nicht zu vergessen ist die psychische Begleitung der Patienten.

》 *Übelkeit und Brechreiz, Schmerzen und Infektionen werden mit Medikamenten bekämpft, der Mangel an roten Blutkörperchen und Blutplättchen mit Transfusionen, und Probleme bei der Nahrungsaufnahme werden behoben durch Magensonden oder Infusionen über die Vene.*

▪ Palliativmedizin

Palliativmedizin ist die ganzheitliche Behandlung, Betreuung und Begleitung von Menschen mit nicht mehr heilbaren, weit fortgeschrittenen Erkrankungen, am häufigsten bei Krebserkrankungen. Das wichtigste Ziel besteht darin, für die Betroffenen und deren Angehörigen ein höchstmögliches Maß an Lebensqualität zu erzielen. Um dies zu erreichen, werden eine intensive Schmerztherapie, Kontrolle von weiteren Beschwerden und spezialisierte Pflege zur Förderung von Aktivitäten des täglichen Lebens durchgeführt.

▪ Behandlungsaussichten von Krebserkrankungen

Der Erfolg einer Krebstherapie wird an den durchschnittlichen Überlebenszeiten sichtbar. Nach 5 bis 10 Jahren gilt ein Tumor als geheilt, obwohl bei manchen Tumorarten sehr selten auch danach noch Rückfälle auftreten können. Die mittlere 5-Jahres-Überlebenszeit liegt für alle Tumorerkrankungen und alle Stadien zusammengenommen zwischen 50 und 60 Prozent, die 10-Jahres-Frist einbezogen, werden etwas über 50 Prozent aller Krebskrankheiten geheilt. Dabei sind die Behandlungsaussichten stark von der Art der Krebserkrankung und vom Ausbreitungsstadium abhängig.

>> *Trotz allen Fortschritts steigen die Heilungsraten bei Krebs zwar nur langsam an, allerdings werden die Überlebenszeiten deutlich länger und die Lebensqualität deutlich besser.*

Es gibt kaum ein anderes Gebiet in der Medizin, das innerhalb weniger Jahre so viele Neuerungen erlebt hat. Trotz allen Fortschritts steigen die Heilungsraten bei Krebs zwar nur langsam an, allerdings werden die Überlebenszeiten deutlich länger und die Lebensqualität deutlich besser. Auch die Behandlungen, wie zum Beispiel die Chemotherapie, sind erheblich verträglicher geworden und haben ihren Schrecken durch Anwendung moderner, deutlich verträglicherer Medikamente sowie die Gabe von zusätzlichen Mitteln zur Steigerung der Verträglichkeit weitgehend verloren.

Bei der Auseinandersetzung mit Krebs stößt man häufig auf den Begriff „mittlere Überlebenszeiten". Diese Zahlen sind statistische Mittelwerte und sagen nichts über den einzelnen Patienten aus. Mit anderen Worten: Ein Patient kann bei einer Erkrankung mit einer mittleren Überlebenszeit von 2 Jahren innerhalb von Tagen oder Wochen an der Erkrankung oder deren Komplikationen sterben, er kann aber auch bei günstig verlaufender Krankheit und/oder bei immer wieder gutem Ansprechen auf die Therapie 4, 5 oder mehr Jahre mit seiner Krebserkrankung leben. In ganz seltenen Einzelfällen treten auch unerwartete Heilungen ein.

■ Wie wird das Therapieergebnis gemessen ?

)) *Ziel einer Thera-
pie ist die komplette
Remission, das heißt
komplette Rückbil-
dung des Tumors.*

Das Ergebnis einer Therapie wird an Hand einer Verlaufs-kontrolle der Tumorausdehnung, der Symptome des Patienten und gewisser Blutwerte, zum Beispiel des Blutbildes, der Enzyme und der Tumormarker gemessen. Ziel einer Therapie ist die komplette Remission, das heißt die komplette Rückbildung des Tumors. Mitunter müssen sich Arzt und Patient aber damit abfinden, dass das Ziel nicht erreicht wurde. Hier die Begriffe, mit denen Mediziner das Behandlungsergebnis beschreiben.

Komplette Remission (CR) –Vollständige Rückbildung aller messbaren Tumorzeichen

Partielle Remission (PR) – Verkleinerung der Tumorgrößen um mindestens 50 Prozent

Tumorstillstand (NC = no change) – Ungefähr gleiche Tumorgröße, das heißt über 50 bis 125 Prozent der Ausgangsgröße, und keine neuen Metastasen

Progression (PD = progressive disease) – Bildung neuer Metastasen oder Tumor über 125 Prozent des Ausgangsbefundes

Remissionsdauer – Zeit bis zum Wiederauftreten des Tumors

Überlebenszeit – Nach 5 bis 10 Jahren gilt ein Tumor als geheilt

Lebensqualität –Während der Therapie und danach

▪ Dauerkatheter und künstliche Ausgänge – Was ist das und was muss beachtet werden ?

Port

Krebspatienten wird häufig Blut abgenommen, und sie brauchen häufig Infusionen. Zytostatika werden meist als Infusion verabreicht und müssen unbedingt in eine größere Vene gegeben werden, damit manche aggressiven Medikamente nicht aus der Einstichstelle austreten und das Gewebe stark schädigen.

Bei vielen Patienten reichen die eigenen Venen am Arm nicht aus, wurden über die Zeit zu sehr zerstochen oder sie veröden nach und nach durch die Chemotherapie. Abhilfe schafft ein voll implantierter Port. Dies ist eine kleine Kammer mit Gummi-Membran, von der aus ein Schlauch in eine große herznahe Vene läuft. Solch ein System wird im Rahmen einer kleinen Operation komplett unter der Haut, meist oberhalb der Brust festgenäht. Von außen ist dann allenfalls nur noch eine kleine Erhebung unter der Haut sichtbar.

> *)) Bei vielen Patienten reichen die eigenen Venen am Arm nicht aus, wurden über die Zeit zu sehr zerstochen oder sie veröden nach und nach durch die Chemotherapie. Abhilfe schafft ein voll implantierter Port.*

Die meisten Patienten sind hochzufrieden mit ihrem Port; er kann über Jahre liegen bleiben, wenn keine Komplikationen auftreten, wie etwa eine Thrombose oder eine Infektion. Im Allgemeinen kann der Patient mit einem Port normal leben, auch Schwimmen gehen und Sport treiben. Lediglich Stöße und Verletzungen im Implantationsbereich sollten vermieden werden. Sehr selten kann sich der Schlauch durch extreme Armbewegungen verschieben. Ein Port sollte alle 6 bis 12 Wochen gespült werden, auch dann, wenn er nicht gebraucht wird.

PEG-Sonde

PEG steht für perkutane endoskopische Gastrostomie. Die Wortschöpfung um den Begriff Stoma, griechisch für Mund, Mündung, Öffnung, könnte mit künstlicher Mund übersetzt werden. Ein Schlauch wird durch die Bauchdecke in den Magen geführt. Über den Schlauch können flüssige Nahrung und Medikamente gegeben werden. Eine PEG-Sonde ist nötig bei Schluckstörungen, etwa bei Speiseröhrenkrebs oder Tumoren im Hals-Nasen-Ohren-Bereich. Es gibt Patienten, die die Schluckstörungen behalten, obwohl ihr Tumor komplett verschwunden ist. Die PEG-Sonde sollte mit einem Verband gut auf der Bauchhaut fixiert sein. Dann ist gegen sportliche Betätigung nichts einzuwenden. Schwimmen sollte jedoch vermieden werden.

>> *Eine PEG-Sonde ist nötig bei Schluckstörungen, etwa bei Speiseröhrenkrebs oder Tumoren im Hals-Nasen-Ohren-Bereich.*

Blasendauerkatheter

Bei dauerhaften Harnabfluss-Störungen, zum Beispiel durch Prostatavergrößerungen oder –tumore muss die Blase mit einem Harnröhren-Katheter oder einem Blasenkatheter, der durch die Bauchhaut geführt wurde, entleert werden. Der Katheter wird mit einem Stöpsel verschlossen oder der Urin fließt kontinuierlich in einen Beutel. Viele Patienten leben auch längerfristig mit solchen Systemen, die sicher am Bein oder der Bauchhaut fixiert sind, so dass auch sportliche Betätigung gut möglich ist.

Künstlicher Darmausgang, Stoma

Um den Darm zu entleeren, wenn der natürliche Ausgang versperrt ist, bedarf es eines Stomas. Der künstliche Darmausgang in der Bauchdecke wird je nach Zuordnung zum Dünndarm oder Dickdarm Ileostoma oder Kolostoma genannt. Angelegt wird ein Stoma bei akutem oder chronischem Verschluss des Dickdarmes und Krebsoperationen am Enddarm.

Der Darminhalt wird in Beuteln aufgefangen, die um den Ausgang auf die Haut geklebt werden können. Manchmal ist eine Rückverlegung des Darmausganges möglich. Eine derartige Beutelableitung kann meist problemlos und absolut geruchsdicht unter der Kleidung getragen werden, die Beutel können mit Bändern fest am Bauch fixiert werden. Mit Ausnahme des Schwimmens schränkt das die sportliche Aktivität kaum ein.

>> *Mit Ausnahme des Schwimmens schränkt das die sportliche Aktivität kaum ein.*

Künstliche Blase

Muss die Blase wegen eines Tumors entfernt werden, kann der Urin direkt aus dem Nierenbecken mit einem Nephrostoma oder aus einer Ersatzblase mit einem Urostoma durch die Haut in einen Beutel abgeleitet werden. In einigen Fällen, wenn nämlich nur die Blase entfernt werden musste, besteht die Möglichkeit, aus einem Stück Dünndarm eine neue Blase zu formen und sie an die Harnleiter anzuschließen. Mit einer solchen Neo-Blase, Neu-Blase, wird die Kontrolle über die Blasenentleerung aufrecht erhalten. Sport bleibt uneingeschränkt möglich. Doch auch ein Stoma erlaubt sportliche Betätigung, geschickter Umgang mit dem Urinbeutel vorausgesetzt.

>> *Mit einer solchen Neo-Blase, Neu-Blase, wird die Kontrolle über die Blasenentleerung aufrecht erhalten.*

Tracheostoma

Kehlkopfkrebs kann die Anlage eines künstlichen Zugangs zur Luftröhre nötig machen. Nach einem Luftröhrenschnitt wird ein Tubus, eine Röhre, eingesetzt, um die Atmung zu erleichtern. Die Atemwege werden dadurch verkürzt und somit der Kraftaufwand für das Atmen verringert. Manche Patienten leben langfristig sehr gut ohne wesentliche Einschränkung mit einem Tracheostoma. Damit ist leichte sportliche Betätigung möglich. Probleme entstehen häufig durch chronische Verschleimung der Atemwege, da durch die veränderte Atemmechanik eine vermehrte Infektan-fälligkeit besteht und das Abhusten von Sekret deutlich erschwert ist.

Ernährung – Was soll ich essen und was nicht ?

N ach schwerer Krankheits- oder Behandlungs-phase, wie auch bei fortgeschrittener Krebser-krankung, stehen neben anderen Beschwerden meist auch Appetitlosigkeit und Gewichtsverlust im Vor-dergrund. Sportliche Betätigung regt den Stoffwechsel an und verbraucht Kalorien, macht aber meist so hungrig, dass sehr schlanke Patienten zunehmen. Hingegen hilft Sport den Übergewichtigen, ihr Gewicht zu normalisieren.

Im Allgemeinen dürfen Krebspatienten alles essen, was ihnen schmeckt, das heißt, es darf ruhig mal deftige Haus-mannskost sein. Besonders sollte jedoch auf den mehrmals

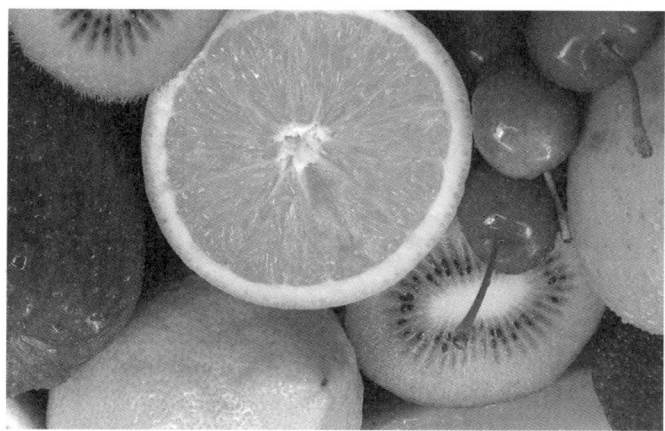

täglichen Verzehr von viel frischem Obst und Gemüse geachtet werden, um durch die Zufuhr wichtiger Nährstoffe und Vitamine das Wohlbefinden und den Genesungsprozess zu fördern.

Nach Magen- oder Darmoperationen, aber auch bei funktionellen Störungen des Magen-Darm-Traktes mit Übelkeit und Abneigungen gegen bestimmte Speisen, etwa gegen Fleisch oder sehr fettreiche Speisen, sollte der Patient individuell ausprobieren, was ihm bekommt und was nicht. Dies ist mehr Wert als alle theoretischen Empfehlungen.

>> *Damit ist eine Zuckerverarmung im Körper nicht zu erreichen, die mangelnde Zufuhr führt lediglich dazu, dass auch wichtige Körpermasse wie zum Beispiel Eiweiße zu Zucker umgewandelt werden.*

Dringend abzuraten ist von angeblichen Krebsdiäten, die meist nur den Patienten, nicht aber den Krebs aushungern. Da die Krebszellen meist die Fähigkeit verloren haben, komplexe Nahrungsbestandteile, aber auch Fett zu verstoffwechseln, sollte hier ein Schwerpunkt in der Kalorienversorgung bei Patienten mit Untergewicht oder stark abnehmendem Körpergewicht gelegt werden. Ein Krebspatient mit einer aktiven Erkrankung darf etwas mehr Fett pro Tag essen als ein Gesunder. Die Tatsache, dass die Krebszellen ihre Energie quasi ausschließlich aus Zucker gewinnen, darf jedoch nicht dazu führen, das kaum noch Zucker, also Kohlenhydrate, konsumiert werden. Der Körper baut nicht nur aus komplexen Zuckern, sondern auch aus Eiweißen und Fetten kleine Zuckermoleküle, die ständig ins Blut abgegeben werden und den Blutzuckerspiegel aufrecht erhalten. Damit ist eine Zuckerverarmung im Körper nicht zu erreichen, die mangelnde Zufuhr führt lediglich dazu, dass auch wichtige Körpermasse wie zum Beispiel Eiweiße zu Zucker umgewandelt werden.

Bei schwerkranken Patienten kann die Stoffwechselregulation eingeschränkt sein. Doch eher selten besteht die Gefahr einer Unterzuckerung bei körperlicher Anstrengung. Hier können schnelle Energielieferanten wie Traubenzucker, Schokolade oder ein süßer Müsliriegel Abhilfe schaffen.

Eine Einschränkung sollte bei Patienten gemacht werden, deren Abwehrsystem durch Krebs und/oder die Therapie stark geschwächt wurde. Sie müssen wegen der Infektionsgefahr streng auf Hygiene bei der Essenszubereitung achten, besonders bei Rohkost. Auf Schimmelpilzkäse sollte verzichtet werden. Infektionen drohen auch, wenn Getränkedosen und -flaschen nach dem Öffnen länger als 24 Stunden lagern oder Obst und Gemüse zu verderben beginnt.

Welche körperlichen Anstrengungen kann sich ein Krebspatient zumuten?

■ *Kann ich als Krebskranker in die Sauna gehen?*
Dagegen ist grundsätzlich nichts einzuwenden. Saunagänge entspannen den Körper, erhöhen das Wohlbefinden, steigern die Widerstandskraft und vermindern so die Infektionsgefahr. Kontraindikationen sind allerdings eine Herzschwäche sowie Verengungen der Herzkranzgefäße und Bluthochdruck. Bei höhergradigem Blutmangel, Anämie, ist ebenfalls abzuraten. Auch sollte man bei akuten Atemwegsinfektionen darauf verzichten. Je nach körperlicher Verfassung sollte die Abkühlphase langsam und nicht schockartig mit kaltem Wasser erfolgen.

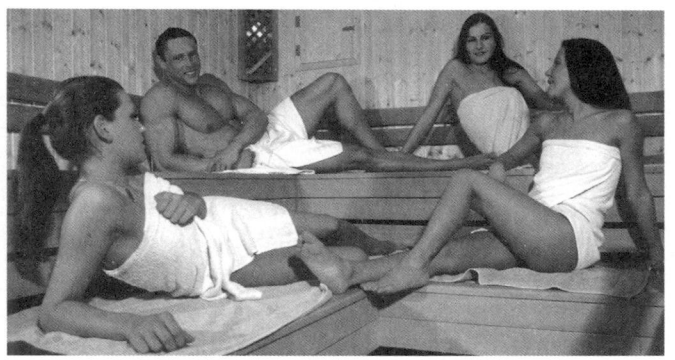

- *Darf ich schwimmen ?*

Ja, Schwimmen ist Krebspatienten sehr zu empfehlen. Es härtet ab, lockert und trainiert sämtliche Muskeln und entlastet gleichzeitig Gelenke, Bänder und Wirbelsäule. Bei ausgeprägtem Mangel an weißen Blutkörperchen und Hämoglobin sollte wegen Infektionsgefahr und Überanstrengung auf das Schwimmen verzichtet werden, ebenso nach dem Essen und nach Alkoholgenuss. Um Erkältungen vorzubeugen, sollte die nasse Badebekleidung nach dem Schwimmen rasch gewechselt werden.

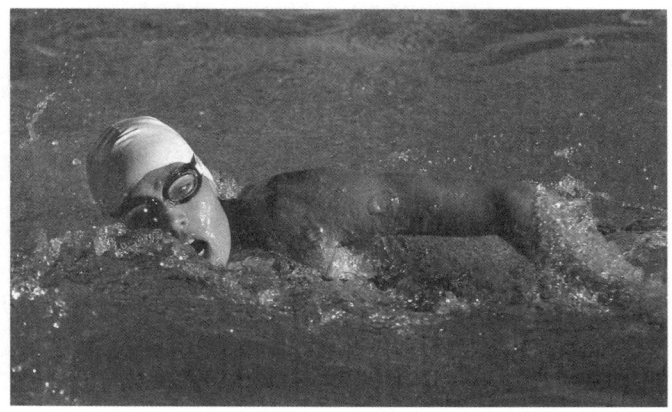

Bei Patientinnen mit Brustkrebs besteht häufig die Neigung zum Lymphödem des gleichseitigen Armes, wenn eine Lymphknotenausräumung und/oder eine Bestrahlung in der Achselhöhle erfolgt ist. Schwimmen in kühlem Wasser führt im Allgemeinen zu einer Besserung des Lymphödems durch den Druck des Wassers auf das Gewebe, die zusammenziehende Wirkung von kühlem Wasser, das Anheben des Armes und durch eine langsame und gleichmäßige Betätigung der Muskelpumpe, die den Lymphabfluss fördern kann. Letztendlich muss aber jede Frau individuell ausprobieren, ob die Lymphschwellung durch Schwimmen wie auch durch andere Sportarten positiv oder negativ beeinflusst wird.

- *Soll ich laufen ?*

Laufen ist die natürlichste Bewegungsart des Menschen. Walking oder sportliches Spazierengehen ist eine sanfte, aber dennoch äußerst wirksame und gesundheitsfördernde

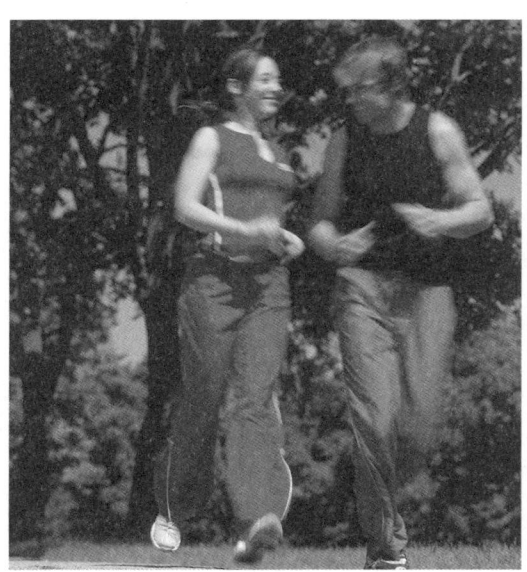

Sportart für Krebspatienten. Es ist ein ideales aerobes Ausdauertraining, ausgesprochen risikoarm, schont Gelenke und Knochen, beinhaltet nur eine geringe Überlastungsgefahr und ist auch für Untrainierte und Unerfahrene geeignet. Walking gilt als ideales Training für den Alltag. Jogging hat im Vergleich zum Walking den Nachteil, dass es die Knochen und Gelenke deutlich stärker belastet und eine gute Grundfitness erfordert.

Auch hier stellt sich wieder die Frage, welche Auswirkungen dies auf eine Lymphödemneigung nach Brustkrebsbehandlung hat. Durch die Stockeinsätze beim Nordic Walking wirken die Armmuskeln wie eine Pumpe auf die Lymphgefäße. Trotzdem berichten jedoch manche Frauen über eine leichte Schwellneigung. Dem kann entgegengewirkt werden, indem zum Beispiel alle 5 bis 10 Minuten die Arme nach oben genommen und ausgeschüttelt werden, alternativ kann auch mit Kompressionsstrümpfen für die Arme gelaufen werden. Es gibt nur wenig Frauen, die wegen der Lymphödemneigung nicht laufen oder walken dürfen.

>> *Es gibt nur wenig Frauen, die wegen der Lymphödemneigung nicht laufen oder walken dürfen.*

- *Von welcher Sportart ist abzuraten?*
Extreme Ausdauersportarten wie Marathonlauf, aber auch große Kraftanstrengungen jeglicher Art, sollte man als Krebspatient wegen möglicher negativer Auswirkungen auf die Immunabwehr sowie der extremen Belastungen von Knochen und Gelenken unterlassen. Wer sich nach dem Sport kaputt und ausgelaugt fühlt, hat sich überfordert. Beim Sport sind plötzliche Temperaturschwankungen zu meiden. Bei Erkältungen sollte gewartet werden, bis diese weitgehend abgeklungen sind. Bei fortgeschrittener Krebserkrankung oder in der Erholungsphase nach einer schweren Erkrankung dauert es deutlich länger, bis Infektionen abheilen.

Bei Knochenmetastasen, insbesondere in den tragenden Skelett-Teilen wie der Wirbelsäule, dem Becken und dem Oberschenkelknochen besteht bei Belastungen die Gefahr eines Knochenbruches. Wenn eine solche Metastase vorliegt, muss vorher zur Sicherheit eine Rücksprache mit einem Arzt erfolgen. Nur wenn die Belastbarkeit der Knochen geklärt ist, darf der Sport fortgesetzt werden. Gewichte heben, heftige Stöße wie beim Springen, aber auch Mannschaftssportarten mit Verletzungsgefahr und ruckartige Bewegungen wie zum Beispiel beim Squash oder auch beim Tennis sollten bei Knochenmetastasen gemieden werden.

Da sich der Zustand eines Krebspatienten jeder Zeit verschlechtern kann, ist stete Wachsamkeit geboten. Schmerzen, zum Beispiel, sind ein Warnsignal, das nicht ignoriert werden darf. Dies gilt sowohl für neu auftretende Schmerzen als auch für eine eindeutige Zunahme bestehender Schmerzen. Auch bei plötzlicher Luftnot müssen der betreuende Onkologe oder der Hausarzt aufgesucht werden.

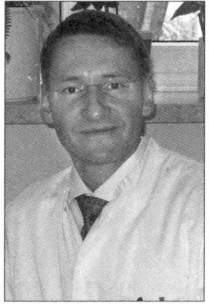

Dr. med. Thomas Kubin, Jahrgang 1962, ab 1988 Assistenzarzt der Universitätsklinik Heidelberg mit den Schwerpunkten Hämatologie, Onkologie, Rheumatologie, Kardiologie und Pneumologie, 1995 Facharzt für Innere Medizin, ab 1996 Oberarzt am Klinikum Karlsruhe mit den Schwerpunkten Hämatologie, Onkologie, Stammzellen-Transplantation und Infektionskrankheiten sowie Geschäftsführer des Onkologischen Schwerpunktes Karlsruhe, seit 2006 Chefarzt Hämatologie/Onkologie am Klinikum Traunstein.

Sport und Bewegung für Tumorpatienten

Fernando C. Dimeo

Einleitung

Sport und Bewegung in der Behandlung und Rehabilitation von chronischen Erkrankungen haben in
Deutschland eine lange Tradition. Seit vielen Jahren
werden sie in der Nachsorge von Patienten mit Herzkreislauferkrankungen eingesetzt. In jeder Stadt gibt es mittlerweile zahlreiche Vereine mit Koronarsport-Gruppen.
Aber im Gegensatz zur vorrangigen Rolle von körperlicher
Aktivität in der Therapie und Rehabilitation von Herz- und
Kreislauferkrankungen wurde deren Bedeutung für Tumorpatienten sehr lange unterschätzt, denn die Angst vor Überbelastungen bei Patienten und Überlastung von Ärzten
und Angehörigen der Tumorkranken stellte ein schwer zu
überwindendes Hindernis dar.

>> *Sport und
Bewegung wurden
als begleitende
Maßnahme zu spät,
zu selten und bei zu
wenigen Patienten
angewendet.*

Sport und Bewegung wurden als begleitende Maßnahme
zu spät, zu selten und bei zu wenigen Patienten angewendet. Während der Krebsbehandlung und in den Wochen
und Monaten danach wurden die Patienten in eine passive
Rolle gedrängt. Vielen von ihnen wurde, eben wegen dieser
Angst, sogar geraten, längerfristig auf Sport und andere
körperliche Anstrengungen zu verzichten. Initiativen, wie
die bundesweiten Sportgruppen für Brustkrebspatientinnen
in der Krebsnachsorge, zeigten jedoch, dass körperliche
Betätigung die Lebensqualität und das allgemeine Wohlbefinden deutlich verbessert. Sport hat positive Effekte nicht

nur auf die Leistungsfähigkeit, er hat auch günstige soziale, integrative und psychologische Auswirkungen. Sport kann auch helfen, vielen Defiziten entgegenzuwirken, die als Folge der Krankheit und ihrer Therapie entstehen.

Körperliche Belastungen zu unterlassen, um Beschwerden zu vermeiden, war eine sehr fest etablierte Meinung in der Krebsnachsorge. Diese Einstellung wurde durch die Befunde mehrerer Studien über die Auswirkungen körperlicher Aktivität bei Tumorpatienten widerlegt. Neue Untersuchungen

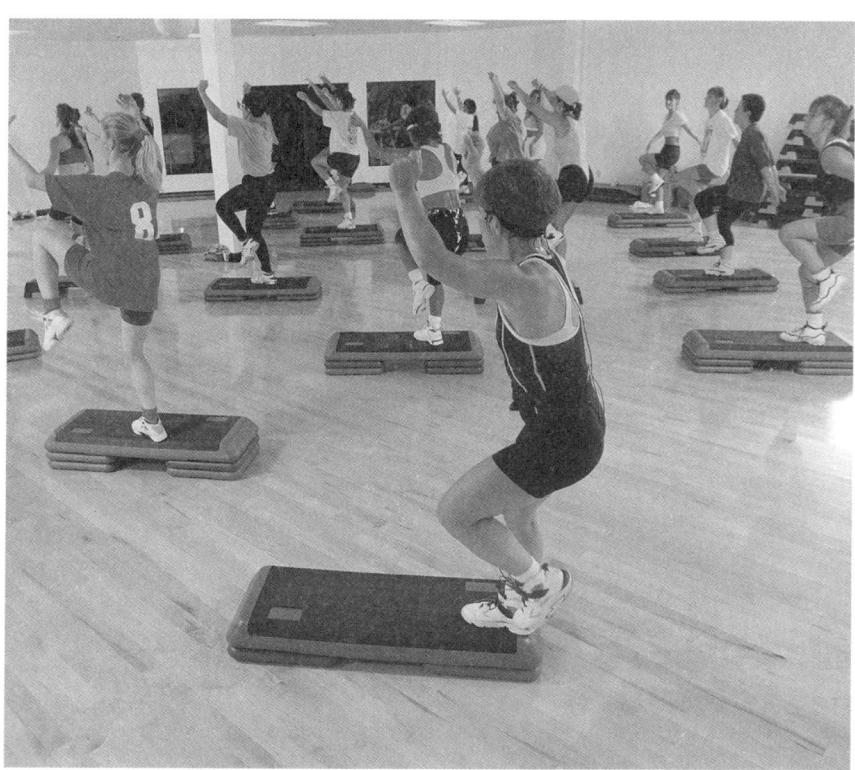

weisen auf mehrere positive Effekte eines regelmäßigen körperlichen Trainings während der Chemotherapie und der Bestrahlung hin. Ausdauertraining während oder unmittelbar nach dem Ende der Behandlungen lindert Beschwerden wie Übelkeit, Erschöpfung und Schmerz, erhält Muskelmasse und -funktion und fördert die Blutbildung. Diese Erkenntnisse haben neues Interesse an der Anwendung von Sport bei Tumorpatienten geweckt. Mittlerweile gibt es bundesweit zahlreiche Sportangebote für Tumorpatienten. Alle Landessportbünde bilden Übungsleiter und Übungsleiterinnen in der Krebsnachsorge aus.

Sport und Bewegung sind aus der modernen Rehabilitation von Tumorerkrankungen nicht wegzudenken. Die verschiedenen Defizite als Folge der Erkrankung und der Behandlung können sehr häufig durch gezielte Übungen sowie durch ein medizinisches Aufbautraining deutlich verbessert, teilweise vollständig behoben werden. Wie bei anderen chronisch Kranken kann körperliche Aktivität auch bei Tumorpatienten differenziert angewendet werden. Sportprogramme für diese Patientengruppe müssen die individuellen Einschränkungen sowie die Vorlieben berücksichtigen. Nach der Behandlung sind die Patienten wegen der Nebenwirkungen der Therapie und der Möglichkeit eines Rezidivs, eines Rückfalls, sehr häufig verängstigt und verunsichert. Körperliche Betätigung, allein oder in der Gruppe, kann eine deutliche Verbesserung der körperlichen Leistungsfähigkeit bewirken und damit Selbstvertrauen und Selbstständigkeit fördern.

>> *Wie bei anderen chronisch Kranken kann körperliche Aktivität auch bei Tumorpatienten differenziert angewendet werden.*

Mittlerweile werden Sportprogramme in fast allen Rehabilitationszentren für Tumorpatienten angeboten. Trotzdem gibt es dafür noch keine Richtlinien der Fachorganisationen. Dies wird sich in der näheren Zukunft sicherlich ändern.

Auswirkungen von Sport und Bewegung auf die Organe

Wenn Sie älter sind als 40 Jahre, kennen Sie noch die Zeiten, als Läufer für verrückt gehalten wurden. Diese hageren Gestalten rannten draußen bei Wind und Wetter Kilometer um Kilometer, wenn die meisten Menschen drinnen gemütlich beim Frühstück saßen. Damals glaubte man auch, dass Ausdauersport und körperliche Aktivität nur etwas für gesunde, junge Männer sei. Sogar bei den Olympischen Spielen betrug die längste Wettkampfstrecke für Frauen 800 Meter. Zu viel Sport schade mehr, als er helfe, glaubte man: Sport ruiniert nicht nur die Gelenke, er verursacht auch ein Ochsenherz.

Mittlerweile wurde diese Meinung vollkommen revidiert. Seit den 70er Jahren haben zahlreiche Studien die positiven Wirkungen der regelmäßigen körperlichen Aktivität auf die Gesundheit belegt. Heute wissen wir, dass Ausdauer- und Krafttraining zur Erhaltung der Leistungsfähigkeit bis ins hohe Alter führt. Menschen, die sich regelmäßig körperlich betätigen, leiden seltener an Herzkreislauferkrankungen, Durchblutungsstörungen, Diabetes und Übergewicht. Die Befunde neuerer Untersuchungen deuten sogar an, dass sportliche Betätigung das Krebsrisiko verringert. Diese positiven Effekte haben zur Entwicklung und Einführung von Trainingsprogrammen für Patienten mit chronischen Erkrankungen geführt.

>> *Heute wissen wir, dass Ausdauer- und Krafttraining zur Erhaltung der Leistungsfähigkeit bis ins hohe Alter führt.*

Ein aktiver Lebensstil hat die besten Auswirkungen auf die Gesundheit. Aber leider halten uns viele Errungenschaften der Zivilisation von einem täglichen Mindestmaß an Bewegung ab. Wer Auto, Waschmaschine, Kühlschrank und Fernbedienung für den Fernseher hat, braucht sich für die meisten täglichen Verrichtungen kaum zu bewegen. Aktiver Lebensstil bedeutet nicht Leistungssport, heißt nicht, sich auf die Tour de France vorzubereiten: Es genügt, täglich mindestens 30 Minuten spazieren zu gehen, häufig die Einkäufe zu Fuß oder mit dem Fahrrad zu erledigen, auf den Fahrstuhl zu verzichten und, wenn möglich, am Wochenende im Garten zu arbeiten.

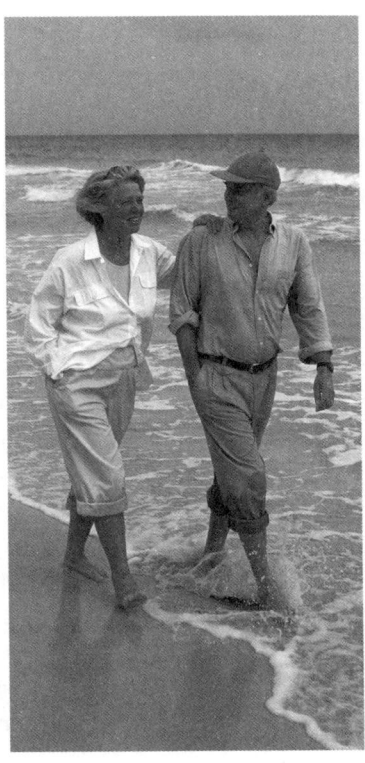

Aber wie lassen sich die Auswirkungen von Sport und Bewegung erklären? Was im Körper beim Training geschieht, ist kein Wunder, sondern folgt den Naturgesetzen. Sport bedarf immer einer gewissen Anstrengung. Dabei muss das Herz schneller schlagen, die Atmungstiefe und -häufigkeit nehmen zu, das Blut mit dem Sauerstoff und den Nährstoffen wird schneller durch die Adern geleitet, Fett und Kohlenhydrate werden rascher verbrannt und die Muskulatur ermüdet schließlich. Diese Anstrengung wird vom zentralen Nervensystem als unangenehm, sogar bedrohlich empfunden. Damit die Anstrengung nächstes Mal geringer wird, werden im Körper mehrere Vorgänge aktiviert, die letzten Endes in einer Anpassung resultieren. Alle Organe, Strukturen und Funktionen, die bei körperlicher Arbeit aktiv werden, verändern sich. Die Blutmenge nimmt zu, die Herzkammern werden größer, die Muskulatur wird kräftiger, und die Gelenke werden geschmeidiger. Diese Veränderungen sind am Anfang minimal und kaum spürbar. Wenn die Belastungen regelmäßig wiederholt werden, addieren sich diese Veränderungen, und der Mensch wird leistungsfähiger. Dieser Prozess erstreckt sich über mehrere Wochen und Monate, ja sogar Jahre. Was dabei stattfindet, nennt man Training.

>> *Alle diese Veränderungen finden nicht während der Belastung, sondern in der Erholung danach statt. Ein Zyniker würde sagen, dass körperliche Aktivität nicht fit macht, sondern nur müde.*

Alle diese Veränderungen finden nicht während der Belastung, sondern in der Erholung danach statt. Ein Zyniker würde sagen, dass körperliche Aktivität nicht fit macht, sondern nur müde. Die Anpassung kann nur erfolgen, wenn man sich nach der Belastung ausreichende Erholung gönnt. Am Ende der Erholungsphase, wenn die Anpassungsvorgänge abgeschlossen sind, ist der Körper leistungsfähiger.

Um diesen Prozess zu verdeutlichen, können wir als Beispiel einen Untrainierten nehmen, der zum ersten Mal 30 Minuten durch den Wald joggt. Unmittelbar nach dem Training ist er müde und nicht im Stande, sich weiter zu belasten. Danach fährt er wieder nach Hause, isst und trinkt und erholt sich bis zum nächsten Jogging. Während dieser Zeit laufen die Anpassungsprozesse. Nach zwei Tagen ist er dann leistungsfähiger und im Stande, länger, sagen wir 32 Minuten, oder die gleiche Zeit einen Tick schneller zu laufen. Dieses Phänomen nennt man Superkompensation (Abb. I). Wenn unser Läufer dieses Prinzip vernünftig an-

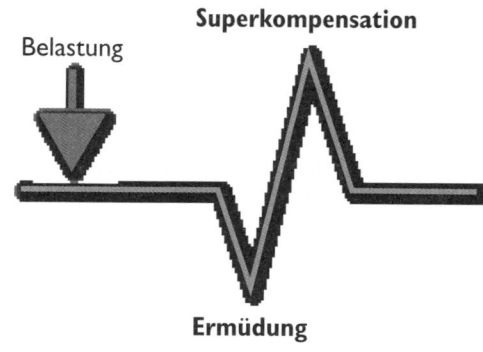

Abb. I

wendet, wird er nach einiger Zeit eine deutliche Zunahme der Leistungsfähigkeit erreichen. Vernünftig anwenden bedeutet, dass die Belastungen am Anfang nicht zu hoch sind und von ausreichender Erholung gefolgt werden (Abb.2).

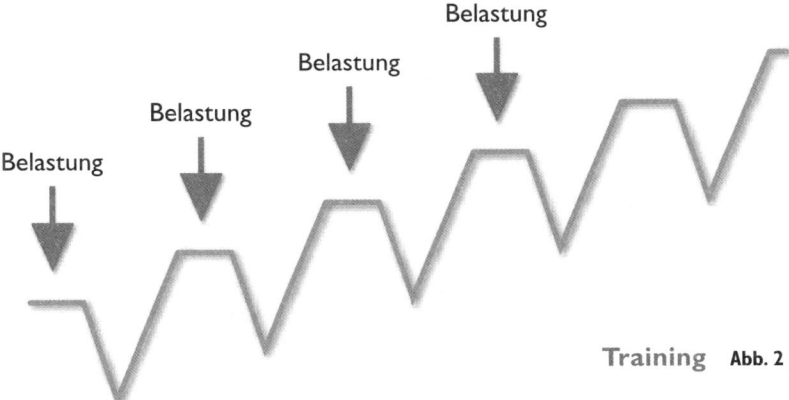

Belastung

Belastung

Belastung

Belastung

Belastung

Training **Abb. 2**

Andernfalls geschieht das Gegenteil vom Training: Wenn unser Läufer am ersten Tag nicht 30, sondern 90 Minuten zügig am Stück läuft, braucht er viel länger, um sich von dieser Strapaze zu erholen. Die Anpassung dauert vier oder fünf Tage. Aber nehmen wir an, dass er sehr ehrgeizig ist und gleich am zweiten Tag das Training wiederholt. Zu diesem Zeitpunkt ist die Erholung noch nicht vollständig, und die Anpassungsprozesse sind noch nicht abgeschlossen. Die Muskeln sind noch geschwächt, die Energiedepots halb leer. Der Körper würde sich am liebsten noch ein paar Tage weiter ausruhen. In diesem Zustand bewirkt die zusätzliche Belastung eine weitere Abnahme der Belastbarkeit. Danach brauchte unser Läufer eher sieben oder acht Tage, um sich von beiden Trainingseinheiten zu erholen. Wenn er am dritten Tag noch einmal länger als eine Stunde joggt, wird seine Leistungsfähigkeit weiter abnehmen.

Der Prozess geht weiter, bis er das Training erschöpft aufgibt oder der Körper ihm mit einem starken Muskelkater, einer Verletzung oder einer Erkältung die rote Karte zeigt. Diesen Abfall der Leistungsfähigkeit nennt man Übertraining (Abb.3). Es ist die Erklärung dafür, warum sehr ehrgeizige Athleten bei wichtigen Wettkämpfen eine schlechte Leistung bringen: Möglicherweise hatten sie während der Vorbereitung übertrieben und waren deswegen übertrainiert. Anders gesagt: Sie haben zu viel des Guten getan, und weniger wäre mehr gewesen.

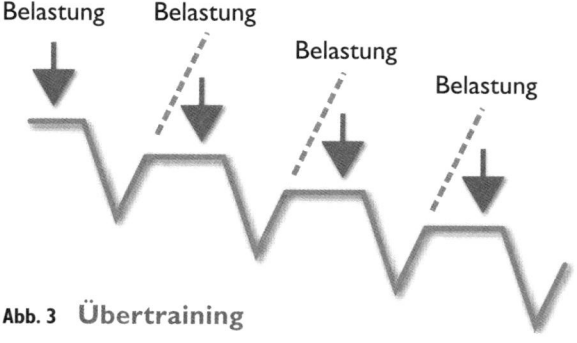

Abb. 3 Übertraining

Zu viel Belastung hilft also nicht weiter, aber zu wenig Belastung ist auch nicht förderlich. Die Anpassung ist eine Vorbereitung auf die nächste Belastung, um sie einfacher bewältigen zu können. Die neuen, größeren Körperstrukturen bedeuten mehr Gewicht, das der Körper transportieren muss. Das bedeutet größere Anstrengung im täglichen Leben. Wenn keine weiteren Belastungen folgen, wird der Körper deshalb die überflüssigen Strukturen wieder abbauen: Das Blutvolumen wird geringer, die Muskeln schrumpfen, die Knochenmasse und –festigkeit nehmen ab. Wenn die Trainingssitzungen zu weit auseinander liegen, baut der Körper seine Leistungsfähigkeit immer wieder auf und ab,

und auf Dauer bleibt die Leistungsfähigkeit unverändert.
Dieser Nulleffekt betrifft die meisten Menschen: Man nimmt
sich vor, regelmäßig zu trainieren, aber nach einer oder
zwei Sitzungen hat man keine Zeit mehr dafür oder die
Motivation verschwindet. Nach zwei oder drei Wochen
versucht man es wieder, trainiert aber wieder nur ein paar
Mal. Es findet keine Anpassung an ein höheres Leistungsni-
veau statt, und so bleibt die körperliche Leistungsfähigkeit
unverändert (Abb. 4).

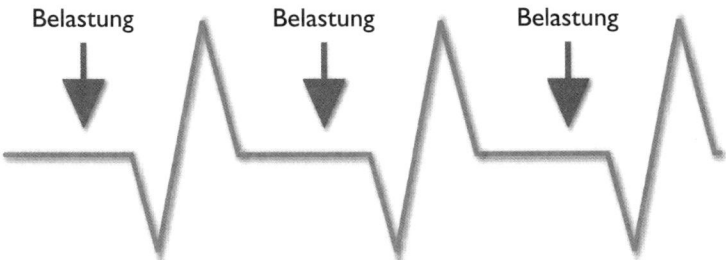

Belastung   Belastung   Belastung

Abb. 4 Alltägliche Realität

Eine Kombination beider Fehler, nämlich zu starke, plötzliche Belastungen und zu lange Pausen, führt zu einem weiteren typischen Effekt. In diesem Fall trainiert unser Läufer
zwei, drei Tage mit großer Motivation und viel Fleiß, ohne
Rücksicht auf die eigenen Möglichkeiten und macht weiter,
bis sich Schmerzen einstellen. Danach gibt er das Training
für zwei oder drei Wochen auf, um sich zu erholen. Nach
dieser Pause startet er einen neuen Versuch, aber wieder
mit zu hoher Intensität. Bei vielen Menschen entsteht auf
diese Weise ein Teufelskreis von Überanstrengung, Überbelastung und Frustration. Die Betroffenen sagen: „Ich habe so
oft versucht, ein Trainingsprogramm zu starten, aber offen-

bar bin ich nicht für den Sport geschaffen." Die Erfahrung zeigt, dass jeder Mensch den richtigen Einstieg in den Sport schaffen kann, wenn er ohne übertriebenen Ehrgeiz und mit vernünftigen, klar definierten Zielen anfängt. Ungeduldige Athleten erbringen selten optimale Leistungen.

Die Gründe, warum Menschen anfangen Sport zu treiben, sind zahlreich und sehr unterschiedlich. Bei den Jüngeren steht das Aussehen im Vordergrund: Männer möchten dickere Oberarme und ein breiteres Kreuz bekommen, Frauen eher eine schlankere Figur und eine straffere Haut. Aber regelmäßige, richtig dosierte körperliche Aktivität bewirkt viel mehr als nur das. Sport resultiert in zahlreichen Veränderungen, die viele körperliche Vorgänge, Strukturen und Funktionen betreffen.

>> *Sport resultiert in zahlreichen Veränderungen, die viele körperliche Vorgänge, Strukturen und Funktionen betreffen.*

▪ Herz

Das Herz ist ein Muskel und wird, wie andere Muskeln, bei regelmäßiger Belastung leistungsfähiger. Die positiven Effekte von regelmäßiger Aktivität auf das Herz sind am deutlichsten bei Ausdauersportarten. Regelmäßiges Ausdauertraining über längere Zeit lässt den Herzmuskel wachsen. In der Tat haben medizinische Untersuchungen gezeigt, dass das Herz von Weltklasse-Marathonläufern, die jahrelang ein intensives Training absolviert haben, doppelt so groß ist wie das Herz von untrainierten Menschen. Dieses Sportlerherz wurde früher als eine krankhafte Veränderung angesehen.

Mittlerweile haben zahlreiche Studien gezeigt, dass das Herz eines Sportlers nicht nur größer, sondern auch leistungsfähiger ist. Es ist im Stande, mit jedem Schlag doppelt so viel Blut zu pumpen als das Herz eines Untrainierten.

Dies führt zu einer Abnahme der Ruhefrequenz des Herzens. Ausdauertrainierte Frauen und Männer haben nicht selten einen Ruhepuls von weniger als 45 Herzschlägen pro Minute. Da die Durchblutung des Herzens in der Pause zwischen zwei Herzschlägen stattfindet, sind diese Sportler vor Herzdurchblutungsstörungen besonders gut geschützt. Das Herz eines Sportlers arbeitet in Ruhe sozusagen im Spar-Modus. Diese Art der Anpassung nennen Mediziner eine Ökonomisierung.

>> *Mittlerweile haben zahlreiche Studien gezeigt, dass das Herz eines Sportlers nicht nur größer, sondern auch leistungsfähiger ist.*

■ Kreislauf und Blutgefäße

Bei körperlicher Arbeit benötigen die Muskeln mehr Sauerstoff und Nährstoffe, um Energie zu produzieren. Diese Substanzen werden mit dem Blut geliefert. Um die Versorgung der Muskulatur zu vereinfachen, nehmen als Folge des Trainings die Anzahl und der Durchmesser der kleinsten Blutgefäße, der Kapillargefäße, innerhalb des Muskels zu. Das gleiche Phänomen wird bei den Arterien, den Schlagadern, beobachtet. Diese Anpassung ist besonders deutlich bei den Herzkranzgefäßen, den Koronararterien. Die Zunahme des Gefäßdurchmessers ergibt eine deutlich bessere Durchblutung des Herzens. Das ist der Grund, warum Ausdauersport eine der wichtigsten Maßnahmen in der Rehabilitation von Herzinfarkt-Patienten ist. Die Anpassung der Blutgefäße als Folge regelmäßiger Belastungen wurde auf eindrucksvolle Weise in einer Vergleichsuntersuchung von Marathonläufern, Triathleten, Rollstuhlfahrern und Untrainierten gezeigt.

Bei Triathleten und Rollstuhlfahrern, die beim Sport die Armmuskulatur sehr stark einsetzen, war der Durchmesser der Armarterien 20 Prozent größer als bei den

Untrainierten. Einen ähnlichen Unterschied fand man bei den Beinarterien von Untrainierten im Vergleich zu denen von Triathleten und Läufern. Hier betrug das Plus bei den Sportlern 25 Prozent. Aber die Beinarterien von Rollstuhlfahrern waren nicht nur kleiner als die Blutgefäße von Sportlern, sondern nur halb so groß wie bei Untrainierten. Dieses Beispiel zeigt, dass regelmäßige Belastungen zu einer Entwicklung, aber Mangel an Belastungen und Bewegung zu einem erheblichen Abbau führen. Da Sportler dickere Arterien haben, sind sie vor Durchblutungsstörungen besonders gut geschützt. In der Tat verringert regelmäßige körperliche Aktivität das Risiko von Herzdurchblutungsstörungen und Schlaganfällen.

>> *In der Tat verringert regelmäßige körperliche Aktivität das Risiko von Herzdurchblutungsstörungen und Schlaganfällen.*

▪ Muskulatur

Die Veränderungen als Folge regelmäßigen Trainings sind bei der Muskulatur am deutlichsten zu sehen. Wer regelmäßig trainiert, bekommt nicht nur größere, sondern vor allem leistungsfähigere Muskeln. Die Konzentration von Enzymen, die Zusammensetzung der Muskelfasern und die lokale Durchblutung unterziehen sich bei regelmäßiger Betätigung ebenfalls einer Anpassung. Dadurch werden die Muskeln nicht nur kräftiger und ausdauernder, sondern es wird auch die Energiebereitstellung effektiver.

Diese Veränderungen finden vor allem beim Ausdauertraining statt, obwohl dabei die Muskelgröße sich nicht deutlich verändert. Anders gesagt, die Muskelfunktion kann durch Training deutlich besser werden, ohne dass man dafür die Statur eines Arnold Schwarzenegger erreichen muss.

▪ Lunge

Bei regelmäßigem Training unterziehen sich auch die Lungen einer Anpassung. Sie verläuft aber vergleichsweise langsam und ist nur nach einer sehr langen Zeit zu sehen. Sehr gut trainierte Ausdauerathleten haben größere Lungen und breitere Atemwege als Untrainierte. Dadurch können sie den Sauerstoff für die Energieherstellung schneller aus der Luft aufnehmen.

》 Bei regelmäßigem Training unterziehen sich auch die Lungen einer Anpassung. Sie verläuft aber vergleichsweise langsam und ist nur nach einer sehr langen Zeit zu sehen. ▬

Diese Veränderungen sind jedoch für Patienten nicht von Bedeutung. Bei Patienten nach einer Lungenoperation oder mit Lungenmetastasen ist die Reduktion der Lungenkapazität so ausgeprägt, dass sie durch ein Trainingsprogramm nicht wieder aufgehoben werden kann. Trotzdem kann sich durch ein regelmäßiges Training die Funktion des Herzens, des Kreislaufes und der Muskulatur so verbessern, dass die Patienten trotz eingeschränkter Lungenkapazität eine viel höhere Leistung erbringen können.

Nehmen wir an, dass Sie ein altes Auto mit einem kleinen Motor haben. Wenn Sie die Karosserie leichter machen, eine neue Batterie einbauen und alle beweglichen Teile richtig schmieren, werden Sie trotz des kleinen Motors eine viel längere Strecke und viel schneller fahren können. In diesem Fall entspricht die defekte Lunge dem Motor, die restlichen Autoteile entsprechen dem fitteren Körper.

▪ Knochen und Halteapparat

Ein größeres Herz, mehr Blutgefäße und stärkere Muskeln bedeuten mehr Gewicht, das der Körper tragen muss. Diese Gewichtszunahme ist jedoch günstig und kein Dickwerden. In der Tat nimmt das Körperfett als Folge des

Trainings ab. Um die schwereren Körperstrukturen tragen zu können, nimmt die Festigkeit der Knochen, Bänder und Sehnen bei Trainierten zu. Diese Veränderungen spielen eine wichtige Rolle in der Vorbeugung und Behandlung der Verschleißerscheinungen des Halteapparats, etwa Arthrose und Osteoporose. Nehmen wir als Beispiel das Knie: Wenn die Bänder, die Kapsel und das Bindegewebe im Gelenk und die Oberschenkelmuskeln kräftiger sind, können sie Belastungen viel besser auffangen und schützen dadurch das Knie vor Überlastungen.

>> *Neue Untersuchungen haben den alten Glauben widerlegt, dass Ausdauersport die Gelenke frühzeitig abnutzt. Im Gegenteil, die Gelenke von Athleten sind bis in ein hohes Alter fester und belastbarer als die Gelenke der Untrainierten.*

Die körperliche Aktivität führt auch zu einer besseren Durchblutung der Gelenke und der benachbarten Strukturen. Das erklärt, warum Patienten mit Arthrose deutlich weniger Beschwerden haben, wenn sie aktiv bleiben. Neue Untersuchungen haben den alten Glauben widerlegt, dass Ausdauersport die Gelenke frühzeitig abnutzt. Im Gegenteil, die Gelenke von Athleten sind bis in ein hohes Alter fester und belastbarer als die Gelenke der Untrainierten. Dies ist nicht nur auf eine bessere Funktion des Knorpels, sondern vor allem auf die höhere Belastbarkeit der anderen Gelenkstrukturen wie Sehnen, Bänder und Kapseln zurückzuführen. Regelmäßige körperliche Aktivität gehört zu den wichtigsten Maßnahmen für die Behandlung der Arthrose, des Verschleißes von Gelenkknorpel.

Die richtige Belastungsintensität ist für diese Patienten entscheidend. Genauso wie Bewegungsmangel zu einem Abbau führt, resultiert eine zu starke Belastung in Beschwerden und weiterem Verschleiß. Als Grundregel gilt, dass die Belastung immer unterhalb der Schmerzgrenze bleiben muss. Viele Patienten haben am Anfang der Übungen eine gewisse Steifigkeit oder leichte Gelenkbeschwerden. Diese Zeichen können benutzt werden, um die richtige

Belastungsintensität zu wählen. Wenn die Beschwerden nach fünf bis zehn Minuten Aktivität abnehmen, ist die Belastungsintensität richtig. Wenn sie während des Trainings oder einige Stunden nach der Belastung zunehmen, war die Belastung zu groß.

▪ Immunsystem

In den letzten 15 Jahren ist starkes Interesse an den Effekten von Sport und Bewegung auf das Immunsystem entstanden. Diese Information kann für Patienten mit Tumorerkrankungen große Bedeutung haben. Bei einigen Krebsarten wurde gezeigt, dass die Tumorzellen vom Immunsystem erkannt und angegriffen werden. Auf dieser Grundlage wurden verschiedene Ansätze in der Immuntherapie entwickelt.

Mit dem Ziel, den Zusammenhang zwischen sportlicher Betätigung und Funktion des Immunsystems zu klären, wurden zahlreiche Untersuchungen durchgeführt. Dabei ging es um die Wirkung verschiedener Belastungen auf die Immunabwehr. Viele dieser Studien zeigten, dass körperliche Belastungen die Funktion des Immunsystems beeinflussen. Keine konnte jedoch die Frage eindeutig beantworten, ob dieser Einfluss positiv oder negativ ist. In der Tat ist das Immunsystem ein extrem komplexes Gebilde aus Zellen, Antikörpern und Botenstoffen.

>> *In der Tat ist das Immunsystem ein extrem komplexes Gebilde aus Zellen, Antikörpern und Botenstoffen.*

Diese Bestandteile verhalten sich ähnlich wie eine Gesellschaft aus sehr unterschiedlichen Menschengruppen, die miteinander kommunizieren, sich gegenseitig stimulieren, bei ihren gemeinsamen Aufgaben ergänzen - oder blockieren. Wenn die Regierung eine gewisse Maßnahme anordnet, sagen wir das Roden eines ganzen Waldes, um ein Industriegebiet zu bauen, wird ein Teil der Gesellschaft heftig dagegen protestieren, ein anderer Teil dies klar unterstützen. Genauso verhält sich das Immunsystem.

Eine Erkrankung kann sowohl als Folge einer vermehrten Aktivität gewisser Teile des Immunsystems, wie dies zum Beispiel bei Arthritis oder Asthma der Fall ist, als auch wegen der Funktionsmängel eines anderen Teiles entstehen, wie man zum Beispiel bei der Immunschwäche AIDS sieht. Es ist deswegen besonders schwierig zu sagen, ob eine Veränderung einer einzelnen Komponente eine positive oder negative Auswirkung hat. Die Zunahme der Anzahl der weißen Blutkörperchen ist bei einem bakteriellen Infekt eine sehr günstige Reaktion; bei einer Leukämie ist sie im Gegenteil das Zeichen einer Verschlimmerung der Krankheit.

>> *Bei den Wissenschaftlern herrscht derzeit Einigkeit, dass zu starke anhaltende körperliche Belastungen die Immunabwehr schwächen.*

Bei den Wissenschaftlern herrscht derzeit Einigkeit, dass zu starke anhaltende körperliche Belastungen die Immunabwehr schwächen. Die Anzahl der Erkältungen zum Beispiel ist bei den Teilnehmern eines Marathonlaufs in den Wochen nach dem Rennen deutlich erhöht. Die Effekte von moderateren Belastungen auf die Immunfunktion sind noch nicht eingehend untersucht worden.

Deswegen ist keine weitere Schlussfolgerung über die Effekte mittlerer Belastungen oder sogar eines regelmäßigen Trainingsprogramms auf die Immunabwehr möglich. Untersuchungen bei gut trainierten Athleten, Freizeitsportlern und Untrainierten haben keinen Unterschied in Bezug auf die Zusammensetzung und Funktion des Immunsystems festgestellt. Anders gesagt, das Immunsystem eines Weltklasseathleten ist genauso leistungsfähig wie das Immunsystem seiner Großmutter – wohlgemerkt, wenn diese Menschen gesund sind. Die häufige Behauptung, regelmäßige körperliche Aktivität stärke das Immunsystem, hat keine wissenschaftliche Basis.

▪ Stoffwechsel

Als Folge des erhöhten Energiebedarfes benötigen die Muskelzellen bei körperlicher Arbeit viel mehr Nährstoffe. Um einen ausreichenden Transport dieser Substanzen zu gewährleisten, finden zahlreiche Anpassungen statt. Zu den wichtigsten gehören die Veränderung der Produktion von Lipoproteinen und die verbesserte Aufnahme von Glukose, Traubenzucker. Die Lipoproteine sind Eiweiße mit einem gewissen Fettanteil. Da das Blut überwiegend aus Wasser besteht und die Fette nicht wasserlöslich sind, binden sich die Lipoproteine an die Blutfette und ermöglichen dadurch ihren Transport mit dem Blut von der Produktion in der Leber zur Aufnahme in den Darm, und an die Wand der Blutgefäße.

>> *Die häufige Behauptung, regelmäßige körperliche Aktivität stärke das Immunsystem, hat keine wissenschaftliche Basis.*

Es gibt verschiedene Blutfette; das bekannteste ist das Cholesterin. Es ist bekannt, dass zu viel Cholesterin im Blut eine Einengung der Blutgefäße verursachen kann, was ein erhöhtes Risiko von Herz- und Hirndurchblutungsstörungen bis hin zu Infarkten und Schlaganfällen bedeutet. Diese Erkrankung der Blutgefäße, die Atherosklerose, zählt zu den Zivilisationskrankheiten und wird sehr häufig bei Menschen mit Übergewicht und Blutzuckerkrankheit, Diabetes, festgestellt.

Es gibt mehrere Gruppen von Lipoproteinen. Sie werden nach ihrer Zusammensetzung und ihrer Dichte benannt. Die LDL transportieren Cholesterin von der Leber zu den

>> *Während Bewegungsmangel zu einer Zunahme der LDL führt, ist die HDL-Konzentration bei aktiven Menschen erhöht.*

Blutgefäßen und tragen damit zur Entstehung der Atherosklerose bei. Aus diesem Grund werden die LDL auch als „schlechtes Cholesterin" bezeichnet. Die Abkürzung kommt aus dem Englischen: LDL = low density lipoproteins, Lipoproteine mit geringer Dichte. Im Gegensatz dazu entfernen die HDL, die high density lipoproteins, Lipoproteine mit hoher Dichte, das Cholesterin von der Gefäßwand und reduzieren dadurch das Risiko der Atherosklerose. Darum heißt es das „gute Cholesterin". Während Bewegungsmangel zu einer Zunahme der LDL führt, ist die HDL-Konzentration bei aktiven Menschen erhöht. Das ist ein weiterer Grund, warum Sportler seltener an Durchblutungsstörungen leiden.

Sport und Bewegung haben weitere positive Effekte auf den Stoffwechsel. Der bekannteste ist wahrscheinlich die Gewichtsabnahme. Durch vermehrte körperliche Betätigung wird der Energieverbrauch höher. Wenn die Energieaufnahme beim Essen gleich bleibt, greift der Körper auf die Fettreserven zurück. Das Ergebnis ist ein Gewichtsverlust. Eine Kombination von gesunder Ernährung und Sport ist bekanntlich der beste Weg, um dauerhaft abzunehmen.

Die häufige Behauptung, der Fettstoffwechsel setze erst bei Ausdauerbelastungen über 20 Minuten ein, trifft nicht zu. Auf welche Energiedepots zugegriffen wird, hängt ausschließlich davon ab, wie hoch die Belastungsintensität ist. Bei starken Anstrengungen muss die Energiebereitstellung sehr schnell erfolgen. Dabei ist die Zeit nicht ausreichend, um Sauerstoff aus der Luft aufzunehmen und bis zur Muskulatur zu transportieren. Ohne Sauerstoff können die Zellen Energie ausschließlich durch den Abbau von Glukose gewinnen. Diesen Prozess nennt man anaerobe, sauerstofflose, Energiebereitstellung. Als Abfallprodukt entsteht

Laktat, Milchsäure. Bei geringeren Belastungen erfolgt die Energiegewinnung langsamer, und der Körper hat ausreichend Zeit, um Sauerstoff zu den arbeitenden Muskelzellen zu liefern. Die Energie wird dann durch den aeroben, mit Sauerstoff vollzogenen, Stoffwechsel gewonnen. Energielieferanten sind vor allem die Fette. Anders gesagt: Bei zu starken Belastungen werden überwiegend Kohlenhydrate verbraucht, bei geringeren Belastungen wird die Energie vermehrt aus Fetten gewonnen.

>> *Bei zu starken Belastungen werden überwiegend Kohlenhydrate verbraucht, bei geringeren Belastungen wird die Energie vermehrt aus Fetten gewonnen.*

Die Intensität der Belastung, bei der eine optimale Verbrennung von Fetten erreicht wird, liegt bei ungefähr 70 bis 80 Prozent der maximalen Pulsfrequenz. Diesen Wert kann der Arzt mit Hilfe eines Belastungs-EKG oder einer Ergometrie, einer speziellen Form des Belastungs-EKG, feststellen. Beide Untersuchungen bestehen aus einem

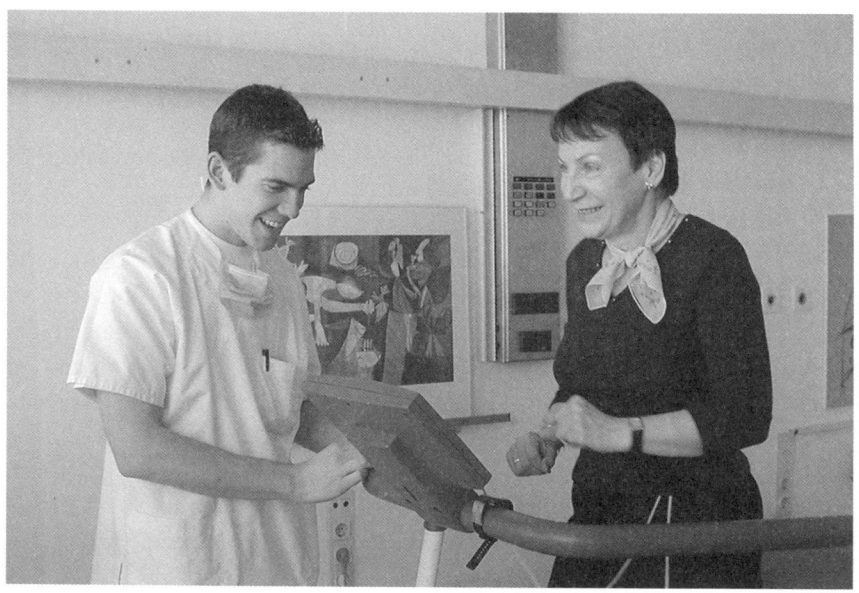

Stufentest auf einem Laufband oder auf einem Fahrrad-Ergometer. Die Belastung, das heißt Laufgeschwindigkeit oder Widerstand, wird in regelmäßigen Abständen erhöht. Bei jeder Stufe werden die Herzfrequenz und begleitend die Sauerstoffaufnahme und die Konzentration von Milchsäure, Laktat, gemessen. Der Test wird in der Regel bis zum Erreichen der maximalen Belastung beziehungsweise des Maximalpulses durchgeführt. Dadurch kann man nicht nur den optimalen Belastungspuls feststellen, sondern auch Herzdurchblutungsstörungen ausschließen.

■ Psyche

Die positiven Wirkungen sportlicher Betätigung auf die Psyche sind sehr gut bekannt. Mehrere wissenschaftliche Studien haben gezeigt, dass aktive Menschen ausgeglichener, besser gelaunt und optimistischer sind als ihre nichtaktiven Mitbürger. Dabei ist die Frage, was zuerst kommt: Sind die Menschen glücklicher, weil sie Sport treiben, oder treiben sie Sport, weil sie von vornherein besser gelaunt sind? Diese Frage hat die Wissenschaftler lange beschäftigt. Inzwischen kennen wir die Antwort.

》 Mehrere wissenschaftliche Studien haben gezeigt, dass aktive Menschen ausgeglichener, besser gelaunt und optimistischer sind als ihre nichtaktiven Mitbürger.

Untersuchungen haben belegt, dass körperliche Aktivität eine Veränderung der Konzentration von Botenstoffen im Gehirn bewirkt. Diese Botenstoffe haben eine ausgeprägte Wirkung auf die Stimmung, das Gedächtnis und die Schmerzempfindlichkeit. Die positiven Effekte sind bereits nach 30 Minuten Ausdauersport, ob Joggen, Walken oder Radfahren, deutlich spürbar. Wer also regelmäßig trainiert, fühlt sich nicht nur besser, er wird auch mit Stress besser fertig, verfügt über ein besseres Gedächtnis und braucht bei einem Zahnarztbesuch deutlich weniger Betäubungsmittel.

Neue Befunde lassen vermuten, dass körperliche Aktivität auch einen Einfluss auf die Konzentration von Botenstoffen im zentralen Nervensystem hat. Der Stoffwechsel dieser Substanzen, zum Beispiel Serotonin, Noradrenalin und Dopamin, ist bei psychiatrischen und neurologischen Erkrankungen verändert. In mehreren Untersuchungen wurde gezeigt, dass ein Ausdauertrainingsprogramm bei Patienten mit Depressionen und Parkinson nach einigen Wochen eine deutliche Abnahme der Beschwerden bewirkt.

>> *Die meisten Menschen treiben Sport, weil sie sich danach deutlich entspannter, zufriedener und insgesamt besser fühlen.*

Aber man muss nicht erst krank sein, um die positiven Effekte körperlicher Aktivität auf die Stimmung zu spüren: Die meisten Menschen treiben Sport, weil sie sich danach deutlich entspannter, zufriedener und insgesamt besser fühlen.

▪ Stresshormone

In allen Stress-Situationen reagiert der Körper auf ähnliche Weise: Der Puls wird beschleunigt, die Atemfrequenz steigt, die Energiebereitstellung wird aktiviert, und die Stimmung ändert sich schlagartig. Dabei unterscheidet der Körper nicht, ob es sich um eine psychische Belastung, eine reale Gefahr oder eine körperliche Anstrengung handelt. Die Reaktionen des Körpers sind auf die Wirkung von Hormonen zurückzuführen, die bei Stress-Situationen vermehrt produziert werden. Das bekannteste von ihnen ist das Adrenalin.

Weil diese Hormone auch bei körperlichen Belastungen ausgeschüttet werden, helfen sie unter anderem dabei, die Energiebereitstellung zu aktivieren. Als Folge eines regelmäßigen Trainingsprogramms kann der Körper Belastungen

>> *Ausdauertrainierte Menschen produzieren bei körperlichen und psychischen Belastungen deutlich weniger Stresshormone als untrainierte. Deswegen sind sie ausgeglichener und können mentale Anstrengungen besser verkraften.*

mit einem viel geringeren Energieaufwand bewältigen. Aus diesem Grund ist eine geringere Freisetzung von Stresshormonen für die Energiebereitstellung notwendig. Aber dieser positive Effekt kommt auch bei anderen Stress-Situationen vor. Anders gesagt: Ausdauertrainierte Menschen produzieren bei körperlichen und psychischen Belastungen deutlich weniger Stresshormone als untrainierte. Deswegen sind sie ausgeglichener und können mentale Anstrengungen besser verkraften.

▪ Körperzusammensetzung und Körpergewicht

Die bekannteste Auswirkung der regelmäßigen körperlichen Aktivität ist die Gewichtsabnahme. In der Tat sind die Fettpolster um die Hüfte für die meisten Menschen der ausschlaggebende Grund für sportliche Betätigung. Der durchschnittliche Körperfettanteil liegt in Deutschland bei Männern über 15 Prozent, bei Frauen sogar über 20 Prozent des Körpergewichtes. Mit anderen Worten: Der durchschnittlich 80 Kilogramm schwere Mann schleppt mehr als 12 Kilogramm Fett mit sich herum. Die zwei wichtigsten Maßnahmen, um eine dauerhafte Gewichtsreduktion zu erzielen, sind regelmäßiger Sport und gesunde Ernährung. Bei einem vermehrten Kalorienverbrauch greift der Körper für die Energieproduktion auf die Fettreserven zurück. Deswegen bedeutet körperlich aktiv zu sein vor allem Körperfett zu verlieren. Bei aktiven Sportlern liegt der Körperfettanteil in der Regel deutlich unter 10 Prozent.

All diese Anpassungen an höhere körperliche Leistungen verfolgen immer nur ein Ziel: Belastungen mit möglichst geringer Anstrengung zu bewältigen. Aber die Wege, die zu

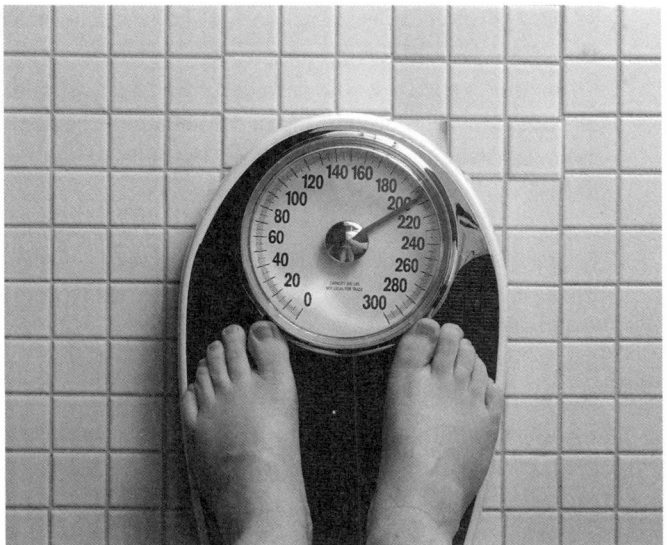

diesem Ergebnis führen, sind sehr komplex. Neue Strukturen, das heißt Muskelgewebe, Blutgefäße, Eiweiße und Fermente, werden geschaffen, überflüssige Strukturen wie Fett und unbenutzte Muskelgruppen werden abgebaut. Als Folge dieser Prozesse wird Energie schneller und einfacher bereitgestellt, die Muskeln werden besser mit Sauerstoff und Nährstoffen versorgt, die Abfallprodukte der Muskelarbeit, wie zum Beispiel Laktat, werden schneller abtransportiert, und die Erholungszeit wird kürzer. Um diese neuen Strukturen besser zu tragen, wird das Bindegewebe fester, die Knochen werden dichter und die Gelenke geschmeidiger.

Die Produktion von Eiweißen, die den Transport von Fett und Cholesterin regulieren, wird zu Gunsten der HDL, des guten Cholesterins, verschoben. Die Zellen können Nährstoffe besser aufnehmen und Energie daraus gewinnen, so dass der Blutzuckerspiegel und die Fettkonzentration abnehmen. Da der Alltag weniger belastend ist, sinkt die Produktion von Stresshormonen, zum Beispiel Adrenalin. Dadurch werden Puls und Blutdruck auch in Ruhe niedriger, eine Wirkung, die häufig für die Behandlung von Patienten mit erhöhtem Blutdruck genutzt wird.

> *Regelmäßige körperliche Aktivität bewirkt eine Zunahme der Leistungsfähigkeit. Aber diese Veränderung betrifft nur die Körperstrukturen, Organe und Funktionen, die belastet werden.*

Regelmäßige körperliche Aktivität steigert die Leistungsfähigkeit. Aber diese Veränderung betrifft nur die Körperstrukturen, Organe und Funktionen, die belastet werden. Die Anpassung ist spezifisch: Wer viele Stunden am Klavier übt, wird nicht deswegen besser singen können. Ebenso wenig werden Menschen ausdauernder, wenn sie nur ein Krafttraining durchführen. Bei internationalen Veranstaltungen, wie zum Beispiel die Weltmeisterschaften der Leichtathletik oder die Olympischen Spiele, wird das deutlich. Schauen Sie sich die Sprinter und die Marathonläufer an: Alle sind Weltklasseathleten; der Unterschied zwischen beiden Gruppen könnte jedoch nicht deutlicher sein. Die einen sind groß und kräftig, mit Muskeln bepackt und zu Sekunden langer Höchstleistung fähig, die anderen eher zierlich, leicht und in der Lage, eine Marathonstrecke von 42 Kilometern an einem Stück in knapp mehr als zwei Stunden zu laufen.

Um dieses Ausmaß der Anpassung zu erreichen, haben die Athleten ein jahrelanges und intensives Trainingsprogramm hinter sich. Läufer der Weltspitze verbringen häufig mehr als acht Stunden am Tag auf der Tartanbahn oder im Fitnessraum. Diese maximalen Anstrengungen ermöglichen zwar eine Weltklasseleistung, sie bergen jedoch ein sehr hohes Verletzungsrisiko. Positive Wirkungen auf die Gesundheit lassen sich zum Glück auch mit einem viel geringeren Trainingspensum erreichen.

Die verschiedenen Sportarten

Wer ist leistungsfähiger, ein Marathonläufer oder ein Gewichtheber? Diese Frage ist falsch gestellt. Sowohl ein Gewichtheber als auch ein Marathonläufer können in ihrer eigenen Disziplin eine sehr hohe Leistung erbringen. Das Training ist bei ihnen jedoch auf unterschiedliche Ziele gerichtet, nämlich die Entwicklung der Ausdauer beim Marathonläufer und die Zunahme der Kraft beim Gewichtheber. Darum würden sie in anderen Sportarten ziemlich schlecht abschneiden. Das gilt auch für Disziplinen, bei denen die Sportler dieselbe Eigenschaft trainieren. Langstreckenschwimmer zum Beispiel sind in der Regel sehr schlechte Langstreckenläufer. Die ausgeprägte Oberkörpermuskulatur, die sie für den Erfolg beim Schwimmen brauchen, hindert sie daran, eine hohe Laufgeschwindigkeit zu erreichen.

Diese Beispiele zeigen eindeutig, dass das Training spezifische Auswirkungen hat. Allgemeine körperliche Fitness ist die Summe von fünf verschiedenen Fähigkeiten, nämlich Ausdauer, Dehnbarkeit, Kraft, Geschwindigkeit und Koordination. Ein sinnvolles Trainingsprogramm muss Übungen für die Entwicklung all dieser Fähigkeiten beinhalten. Aber in der Regel verfügt man nicht über unendlich viel Zeit für ein sehr komplexes und intensives Trainingsprogramm. Deswegen sollten bei der Gestaltung eines Trainings die wichtigsten Komponenten berücksichtigt werden. Der Begriff „wichtig" ist sicherlich subjektiv. Menschen, die einen höheren Wert auf das Aussehen legen, konzentrieren sich auf Kraftübungen für die Entwicklung der Muskulatur. Dieser Trend war Anfang der 80er Jahre sehr deutlich. Damals bestand das Angebot der meisten Fitness-Studios aus einem ausgiebigen Muskeltraining mit Hanteln oder Kraft-

> *Allgemeine körperliche Fitness ist die Summe von fünf verschiedenen Fähigkeiten, nämlich Ausdauer, Dehnbarkeit, Kraft, Geschwindigkeit und Koordination.*

trainingsgeräten. Ein straffer Bauch oder ein runder Po sind jedoch keine Indikatoren von Gesundheit. Mittlerweile haben zahlreiche wissenschaftliche Studien deutlich belegt, dass eine andere Fähigkeit, nämlich die Ausdauer, viel wichtiger ist und zwar nicht nur für den Alltag, sondern auch für die Prävention von Herzkreislauferkrankungen.

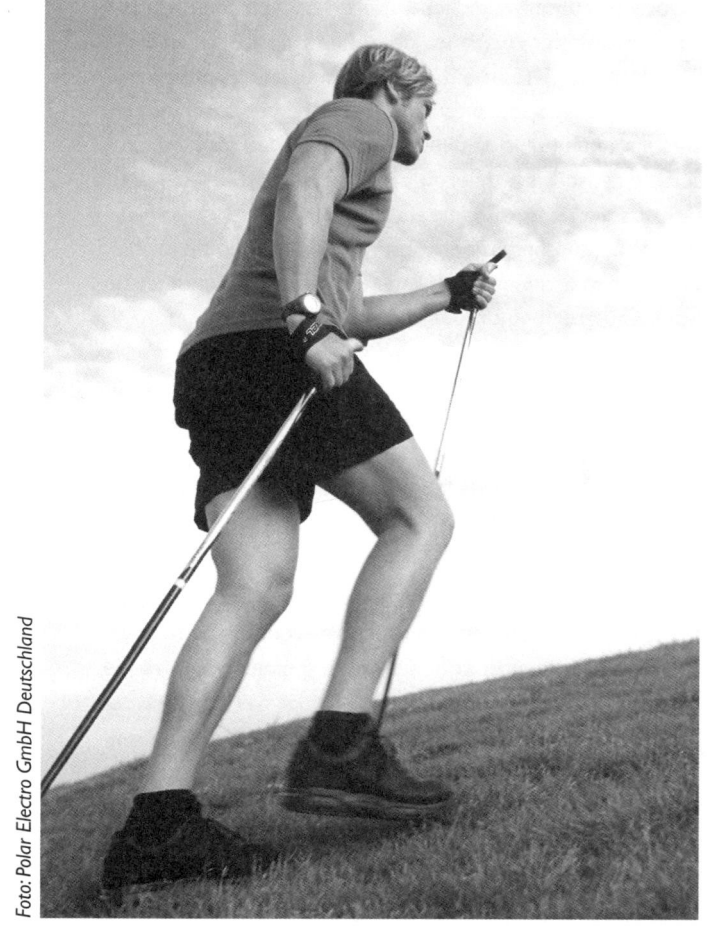

Foto: Polar Electro GmbH Deutschland

Diese Beobachtung hat eine Erklärung. Ausdauer bedeutet, dass eine große Anzahl von Muskeln im Stande ist, eine hohe Leistung über eine längere Zeit zu erbringen. Dafür müssen sie mit ausreichend Sauerstoff versorgt werden, um Energie bereit zu stellen. Die Sauerstofflieferung setzt gesunde, offene Blutgefäße und ein leistungsfähiges Herz voraus. Das Training der Kraft, und der Dehnbarkeit auf der anderen Seite, bewirkt nur eine Veränderung der jeweils trainierten Muskeln. Ähnlich verhält es sich mit dem Training der Geschwindigkeit. Bei einem Sprinttraining sind die Belastungen so kurz, dass keine nennenswerte Anpassung der Blutgefäße und des Herzens stattfindet. Das Training der Geschwindigkeit hat einen weiteren Nachteil. Die meisten alltäglichen Aktivitäten werden bei einem mittleren bis geringen Tempo verrichtet. Aus diesem Grund ist eine auf Sprint getrimmte Muskulatur für das Alltagsleben nicht erforderlich.

All diese Faktoren haben dazu geführt, dass sich die meisten Präventionsprogramme stark auf die Entwicklung der Ausdauer konzentrieren. Laufen und Walking sind so populär wie nie zuvor. Dabei wird häufig ein wichtiger Punkt vergessen: Um die Ausdauer zu trainieren, braucht man auch einen leistungsfähigen Halteapparat, nämlich kräftige Muskeln, Sehnen und Bänder. Und Ausdauerbelastungen führen nicht nur zu einer hervorragenden Anpassung des Herzkreislaufsystems, sondern längerfristig auch zu einer Verkürzung der Skelettmuskulatur. Also: Ein Trainingsprogramm, dass nur die Ausdauer berücksichtigt und nicht auch die Dehnbarkeit, vernachlässigt sehr wichtige Komponenten der Leistungsfähigkeit und kann zu einer Schwäche und Verkürzung der Muskulatur führen. Dieses Problem kann sogar auf Dauer zu Haltungsschwächen, Beschwerden und im schlimmsten Fall zu Verletzungen führen.

>> *Ein Trainingsprogramm, dass nur die Ausdauer berücksichtigt und nicht auch die Dehnbarkeit, vernachlässigt sehr wichtige Komponenten der Leistungsfähigkeit und kann zu einer Schwäche und Verkürzung der Muskulatur führen.*

Bei der Gestaltung eines Fitnessprogramms muss auch berücksichtigt werden, dass gewisse Belastungen mit einem deutlich erhöhten Verletzungsrisiko einhergehen. Das gilt vor allem für kurze schnelle Bewegungen in wechselnder Richtung auf einer harten Fläche, wie zum Beispiel bei Ballsportarten in der Halle.

>> *Das Risiko von Verletzungen ist auch bei zunehmender Belastungsintensität erhöht. Obwohl sie eigentlich leistungsfähiger sind, verletzen sich Weltklasseathleten deutlich häufiger als Freizeitsportler.*

Es ist kein Zufall, dass Profi-Fußballer viel häufiger verletzt sind als Ausdauerathleten. Beim Spielen führen die Kicker sehr häufige, kurze und unkontrollierte Belastungen durch. Dabei werden die Gelenke, Sehnen und Bänder übermäßig beansprucht. Da die Belastungen so kurz sind, findet keine nennenswerte Anpassung des Herzkreislaufsystems statt. Das Risiko von Verletzungen ist auch bei zunehmender Belastungsintensität erhöht. Obwohl sie eigentlich leistungsfähiger sind, verletzen sich Weltklasseathleten deutlich häufiger als Freizeitsportler.

Die Effekte einer Sportart auf die Fitness können im Labor untersucht werden. Dabei wird überprüft, wie viel Energie pro Zeiteinheit verbraucht wird. Diese Messung erfolgt nicht direkt, sondern durch die Bestimmung der Sauerstoffaufnahme während der Belastung. Bei Ausdauerdisziplinen ist dieser Wert am höchsten. Die höchsten Sauerstoffaufnahmewerte werden beim Skilanglauf beobachtet. An der zweiten Stelle liegt der Langstreckenlauf. In diesem Test schneiden Fußballer in der Regel ziemlich schlecht ab.

Das ist kein Wunder: Wenn man berücksichtigt, dass ein Mittelfeldspieler bei einem Match durchschnittlich fünf Kilometer läuft, kommt man bei einem Spiel über 90 Minuten auf eine durchschnittliche Laufgeschwindigkeit von weniger als 4 km/h. In dieser Zeit kann ein mäßig trainierter Läufer mehr als 12 Kilometer zurücklegen.

Diese Beispiele zeigen, warum das Ausdauertraining der Kern eines Fitnessprogramms ist. Durch eine Kombination von verschiedenen Ausdauersportarten kann man einseitige Belastungen vermeiden und dadurch das Risiko von Verletzungen erheblich reduzieren. Dieses Konzept wurde zuerst von Triathleten erprobt. Diese Sportler absolvieren bei ihrem Training drei verschiedene Disziplinen, nämlich Laufen, Radfahrern und Schwimmen, und zählen zu den leistungsfähigsten Athleten überhaupt. Aber gleichzeitig mit dem Training für die drei Sportarten absolvieren sie als Ergänzung ein eingehendes Dehnungs- und Krafttraining. Dabei stärken sie die Muskelgruppen, die bei den Ausdauerdisziplinen weniger in Anspruch genommen werden und dehnen diejenigen, die zu einer Verkürzung neigen.

Freizeitsportler können diese Trainingsgestaltung als Beispiel nehmen. Selbstverständlich ist es nicht erforderlich, dass sie, wie die Triathleten, an einem Tag über mehrere Stunden trainieren, um alle Trainingsinhalte zu absolvieren. Eine vernünftige Trainingsgestaltung wäre jedoch, an verschiedenen Tagen zu laufen und Rad zu fahren, gelegentlich mal schwimmen zu gehen, und im Winter auf die Langlaufskier umzusteigen. Einige Minuten Dehnungsübungen vor und nach dem Ausdauersport sowie ein gelegentliches Krafttraining ein- bis zweimal pro Woche runden das Programm ab. Da Dehnungsübungen die Muskulatur sehr wenig belasten, können sie beliebig oft wiederholt werden.

>> *Eine vernünftige Trainingsgestaltung wäre jedoch, an verschiedenen Tagen zu laufen und Rad zu fahren, gelegentlich mal schwimmen zu gehen, und im Winter auf die Langlaufskier umzusteigen.*

Dies gilt nicht für das Krafttraining: Für die Erholung nach Kraftbelastungen sind in der Regel mehrere Tage erforderlich. Trotzdem kann auch das Krafttraining abwechslungsreich gestaltet werden. Athleten, die häufig ein sehr intensives Krafttraining durchführen müssen, wie etwa Gewichtheber oder Werfer, wählen die Übungen so aus, dass sie an aufeinander folgenden Tagen unterschiedliche Muskelgruppen belasten. Sie trainieren zum Beispiel montags und donnerstags den Oberkörper, dienstags und freitags die Beinmuskulatur.

Dass Ausdauersport besonders empfehlenswert ist, bedeutet selbstverständlich nicht, auf andere Sportarten zu verzichten. Ballspielarten und Tennis sind sehr beliebte Disziplinen. Tennis-, Basketball- und Fußballspieler der Weltklasse sind selbstverständlich extrem leistungsfähig. Diese Leistungsfähigkeit kommt jedoch nicht vom Spiel selbst, sondern vom eingehenden Vorbereitungstraining. Genau das Gleiche gilt für Freizeitsportler. Sie können durch ein abgerundetes Fitnessprogramm ihre Konditionen verbessern, so dass sie zum Beispiel bei Handball oder Volleyball deutlich fitter und weniger verletzungsanfällig sind.

>> *Das Minimum für ein wirkungsvolles Training sind drei Einheiten pro Woche über mindestens 45 Minuten. Noch besser ist, sich täglich über mindestens 30 bis 40 Minuten körperlich zu betätigen.*

Wie häufig soll ein Trainingsprogramm stattfinden? Die amerikanischen und deutschen medizinischen Fachorganisationen sind sich einig: Das Minimum für ein wirkungsvolles Training sind drei Einheiten pro Woche über mindestens 45 Minuten. Noch besser ist, sich täglich über mindestens 30 bis 40 Minuten körperlich zu betätigen (Abb.5). Das sollte ein Ausdauertraining sowie Übungen für die Kräftigung und Dehnung der Muskulatur beinhalten.

Unter Ausdauertraining versteht man Übungen, bei denen die Mehrheit der Muskelgruppen in rhythmischer Weise benutzt wird. Die typischen Ausdauersportarten sind Laufen oder Walken, Radfahren, Schwimmen und Rudern. Diese Sportarten werden auch unter dem Begriff „aerobes Training" zusammengefasst. Dabei bedeutet das Wort aerob, wie bereits erklärt, dass die Muskulatur während der Belastung ausreichend Sauerstoff für die Energiebereitstel-

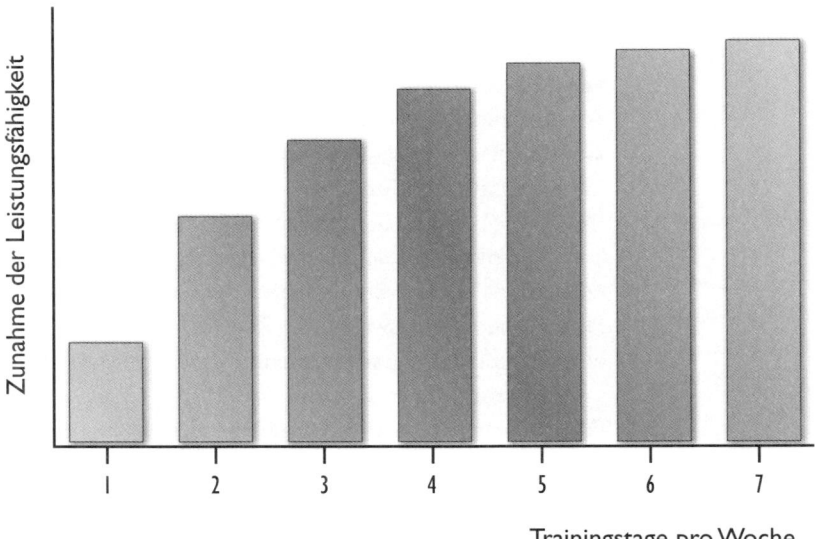

Abb. 5 Häufigkeit des Trainings
und Verbesserung der Leistungsfähigkeit

lung bekommt. Dies setzt jedoch voraus, dass das Training
über mehrere Minuten und bei einer mittleren Intensität
durchgeführt wird, in der Regel mit weniger als 80 Prozent
des maximalen Pulses.

Dehnungsübungen finden am besten unmittelbar nach dem
Ausdauertraining statt. Durch die verbesserte Durchblutung
sind Muskulatur und Gelenke aufgewärmt und geschmeidiger. Beim Training der Dehnbarkeit müssen einige Grundregeln eingehalten werden. Dehnen Sie langsam und sanft,
bis sich ein Spannungsgefühl einstellt. Wenn Sie Schmerzen
spüren, sind Sie zu weit gegangen. Halten Sie diese Stellung
15 bis 20 Sekunden oder vier bis fünf Atemzüge lang. Vermeiden Sie bei den Übungen das Wippen; denn dadurch
wird die Muskulatur weniger dehnbar. Die Dehnungen kön-

nen durch bewusstes und betontes Ausatmen unterstützt werden. Versuchen Sie nicht, während der Übungen den Atem anzuhalten. Wiederholen Sie die Dehnungsübung zwei- bis dreimal, um einen optimalen Effekt zu erzielen. Im Gegensatz zum Ausdauer- und Krafttraining nehmen Dehnungsübungen eigentlich sehr wenig Zeit in Anspruch. Trotzdem muss man sich ausreichend Zeit für die Übungen nehmen. Hektik ist beim Trainieren der Flexibilität fehl am Platz. Planen Sie deswegen die Zeit für die Dehnungsübungen in die Trainingseinheit ein.

》 *Richtig entspannend und angenehm wird das Beweglichkeitstraining an einem ruhigen und warmen Platz und auf einer weichen Unterlage.*

Prinzipiell sind Dehnungsübungen überall möglich - im Fitness-Studio, zu Hause, im Büro oder im Wald. Dafür braucht man in der Regel keine oder eine nur minimale Ausstattung, zum Beispiel einen Stuhl oder eine kleine Bank. Richtig entspannend und angenehm wird das Beweglichkeitstraining an einem ruhigen und warmen Platz und auf einer weichen Unterlage.

Aber Ausdauertraining und Dehnungstraining führen nicht zu einer nennenswerten Zunahme der Kraft. Dafür sind andere Trainingsmethoden notwendig. Der Muskel besteht aus Zellen, die Muskelfaser genannt werden, weil sie im Verhältnis zu ihrem Durchmesser sehr lang sind. Die Maximalkraft entspricht dem höchsten Widerstand oder dem höchsten Gewicht, das eine Muskelgruppe bei maximaler Anspannung bewältigen kann. Die Maximalkraft hängt nicht nur vom Muskelquerschnitt, also von der Dicke der Muskulatur ab, sondern auch vom Zusammenspiel zwischen Muskel- und Nervensystem. Dies erklärt, warum weniger kräftig gebaute Menschen manchmal sehr schwere Gewichte stemmen können.

Ebenso wie die Kraft nicht ausschließlich vom Muskelquerschnitt abhängt, werden die Muskeln nicht bei jeder Art von Krafttraining dicker. Trotzdem steigern alle Formen des Krafttrainings die Leistung. Durch verschiedene Trainingsmethoden kann man unterschiedliche Anpassungen der Muskulatur erreichen. Für eine leistungsfähige Muskulatur ist die Statur eines Bodybuilders nicht zwingend erforderlich.

>> *Diese kombinierte Fähigkeit, einen hohen Widerstand mehrmals zu bewegen, nennt man Kraftausdauer.*

Die maximale Kraft wird durch das Auflegen eines Gewichtes festgestellt, das die Testperson ein einziges Mal bewegen kann. Wenn dieser Wert bekannt ist, kann das Gewicht für das Training berechnet werden. Ein Krafttraining ist erst wirksam, wenn das Gewicht mindestens 30 Prozent der Maximalkraft entspricht. Bei diesem Gewicht kann die Bewegung viel häufiger als zwei- oder dreimal wiederholt werden. Je geringer das Trainingsgewicht oder der Widerstand sind, umso mehr Wiederholungen werden möglich. Das ermöglicht dem Sportler eine Kombination von Kraft- und Ausdauertraining in ein und derselben Sitzung. Diese kombinierte Fähigkeit, einen

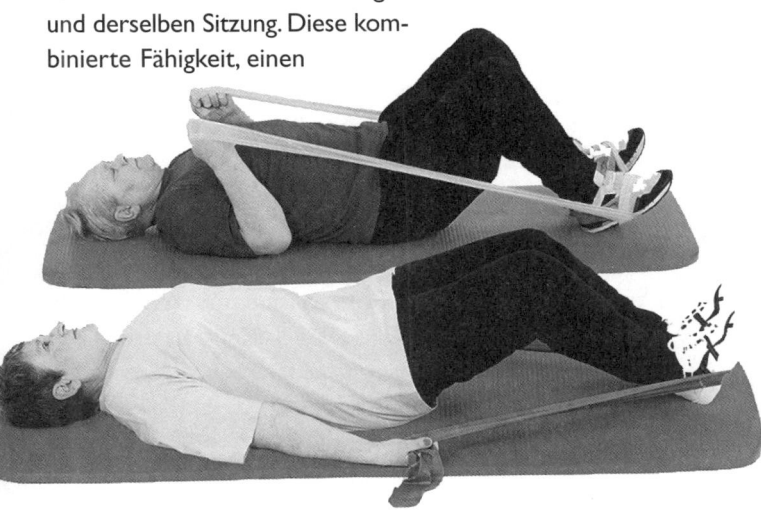

Foto: Thera Band Europe GmbH

hohen Widerstand mehrmals zu bewegen, nennt man Kraftausdauer. Für ein wirksames Training der Kraftausdauer werden ein Widerstand oder ein Gewicht ausgesucht, das eine Wiederholungszahl von 25 bis 30 erlaubt. Dieses Gewicht entspricht in der Regel zwischen 35 und 65 Prozent der Maximalkraft. Am Anfang des Trainingsprogramms können geringere Gewichte ausgewählt werden.

>> *Durch ein verbessertes Zusammenspiel zwischen Nerv und Muskel können vorhandene Muskelfasern schneller und vollständiger aktiviert werden.*

Durch das Training gegen einen geringen Widerstand wird zwar keine Zunahme der Kraftausdauer erreicht, die Koordination zwischen der Muskulatur und dem zentralen Nervensystem wird jedoch beträchtlich besser. Das nennt man Rekrutierung: Durch ein verbessertes Zusammenspiel zwischen Nerv und Muskel können vorhandene Muskelfasern schneller und vollständiger aktiviert werden. Dieser Aspekt ist besonders wichtig für Menschen, die seit Jahren keinen Sport mehr getrieben haben. Dadurch können sie sich an die neuen Belastungen allmählich gewöhnen und das Risiko von Überbelastungen und Verletzungen minimieren.

Beim Einsatz einer größeren Kraft sind naturgemäß nur wenige Wiederholungen möglich. Wenn der Widerstand oder das Gewicht so hoch sind, dass nur 8 bis 12 Wiederholungen geschafft werden, nimmt die Muskelmasse zu. Der Effekt auf Kraft und Geschwindigkeit ist bei einem maximalen Krafteinsatz noch ausgeprägter. Sportler, die diese Methode anwenden, wählen ein Gewicht, bei dem sie nur zwei bis drei Wiederholungen schaffen, und vollziehen die Bewegung sehr schnell. Diese Trainingsform ist jedoch mit einer sehr hohen Verletzungsgefahr verbunden und für ein gesundheitsorientiertes Training nicht zu empfehlen.

Und was passiert, wenn keine Trainingsgeräte oder Hanteln zur Verfügung stehen? Ein sehr wirksames Krafttraining ist auch ohne den Einsatz von teuren Geräten möglich. Dabei benutzt man an Stelle von Hilfsmitteln das eigene Körpergewicht. Das Prinzip ist das Gleiche wie beim Training mit Hanteln oder Geräten. Nehmen wir als Beispiel eine allgemein bekannte Übung wie die Liegestütze. Am Anfang eines Programms kann man maximal zwei oder drei davon absolvieren. Das Gewicht kann jedoch reduziert werden, indem man sich nicht auf den Boden legt, sondern sich auf einen Tisch oder einen Stuhl stützt. Je höher der Gegenstand, umso kürzer wird der Hebel und umso geringer wird der Kraftaufwand.

Notfalls kann man sich in einer Entfernung von etwa 50 bis 70 Zentimeter vor eine Wand stellen und sich mit den Handflächen abstützen. Dadurch werden 15 bis 20 Wiederholungen möglich. Mit der Zunahme der Kraft kann man immer niedrigere Gegenstände aussuchen, so dass der Hebel immer länger wird und der Kraftaufwand größer. Den größten Trainingseffekt erreicht man nach dieser Methode, wenn man die Füße zum Beispiel auf eine kleine Bank legt.

>> *Ein Kraftausdauertraining kann das ganze Jahr über mit gleicher Intensität durchgeführt werden.*

Ein Kraftausdauertraining kann das ganze Jahr über mit gleicher Intensität durchgeführt werden. Die Gewichte müssen lediglich an höhere Leistungsebenen angepasst und die Übungen von Zeit zu Zeit ausgetauscht werden, damit das Programm nicht zu einseitig und langweilig wird.

Am Ende des Trainings sollten immer einige Minuten Entspannung stehen. Dazu eignen sich langsames Joggen oder Gehen, damit sich der Puls beruhigt und die beim Training angehäuften Abbauprodukte schneller aus den Muskelzellen abtransportiert werden. Sich nach dem Training sofort auszuruhen oder sich ganz und gar hin zu legen, ist ein Fehler. Das verlangsamt die Regeneration und begünstigt die Entstehung eines Muskelkaters.

Wenn Sie sich für das Training in einem Fitness-Studio oder Sportverein entscheiden, müssen Sie auf einige Punkte achten. Für den Laien ist es meistens schwierig zu beurteilen, wie gut das Angebot ist. Erfahrungsgemäß ist es sinnvoll,

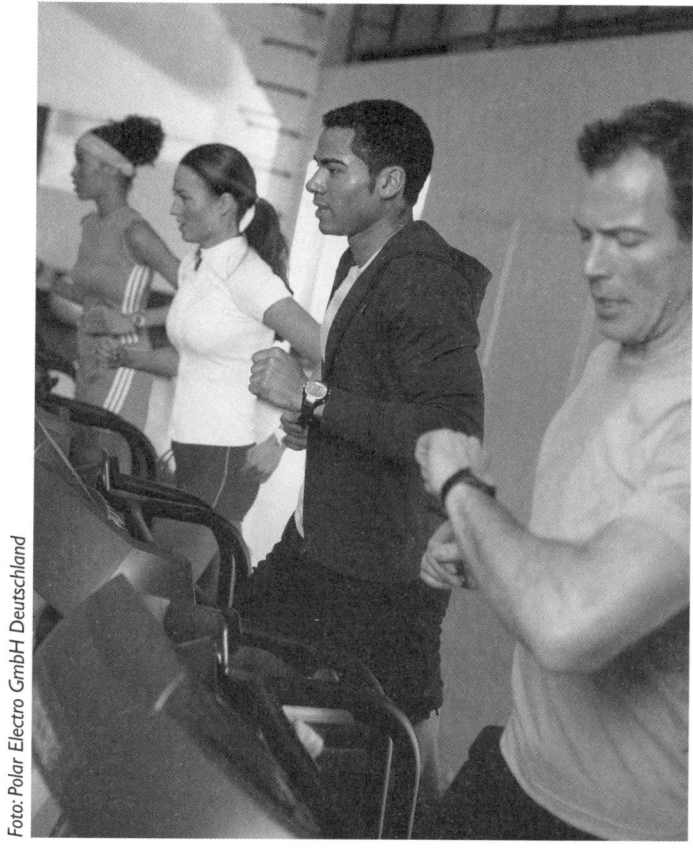

Foto: Polar Electro GmbH Deutschland

verschiedene Einrichtungen zu besuchen und sich über die Möglichkeiten dort zu erkundigen. Viele Fitness-Studios bieten ein kostenloses Probetraining unter Anleitung an. Auf diese Weise können Sie überprüfen, ob die Einrichtung für Sie geeignet ist oder nicht.

Beim ersten Termin sollte ein Eingangstest erfolgen. Dabei müssen Aspekte, wie die Krankengeschichte, die eigenen Trainingsziele und die aktuelle Leistungsfähigkeit berücksichtigt werden. Nur so kann ein vernünftiges Trainingsprogramm gestaltet werden.

Das Wichtigste bei einer Einrichtung ist nicht unbedingt das Erste, was man sieht, nämlich Anzahl und Marke der Trainingsgeräte. Auch ein Fitness-Studio oder ein Sportverein mit einem unspektakulären Gerätepark kann exzellente Trainingsmöglichkeiten bieten. Aber eine gewisse Ausstattung muss vorhanden sein. Achten Sie darauf, dass es ausreichend Geräte für ein Ausdauertraining gibt. Dazu gehören Laufband, Ruder- und Fahrrad-Ergometer und Cross-Trainingsgeräte oder Ellipsometer.

» Seit einiger Zeit werden von der Deutschen Gesellschaft für Sportmedizin und Prävention Ausbildungen für Übungsleiter und Zertifikate für Fitness-Studios angeboten.

Viel wichtiger als die Ausstattung ist, ob Sie bei den Übungen eine fachkundige Betreuung bekommen oder nicht. Seit einiger Zeit werden von der Deutschen Gesellschaft für Sportmedizin und Prävention Ausbildungen für Übungsleiter und Zertifikate für Fitness-Studios angeboten. Diese Zertifizierung ist ein wichtiger Qualitätsnachweis. Fragen Sie den Trainer oder den Übungsleiter nach seiner Qualifikation und seinen fachlichen Schwerpunkten. Solche Fragen sind keineswegs ungewöhnlich und müssen Ihnen nicht unangenehm sein.

Sport für ältere Menschen

Vor nicht so langer Zeit galt Sport als Beschäftigung für junge und gesunde Menschen. Diese Einstellung hat sich in den letzten 20 Jahren drastisch verändert. Dazu haben die Befunde mehrerer wissenschaftlicher Studien beigetragen, die gezeigt haben, dass auch ältere Menschen von einem regelmäßigen Trainingsprogramm profitieren. Die Anzahl der Senioren, die regelmäßig Sport treiben, vervielfacht sich jährlich. Diese neue Popularität des Sports hat einen völlig neuen Markt entstehen lassen und vermehrte die Möglichkeiten für ältere Menschen beträchtlich, sich an einem Trainingsprogramm zu beteiligen. Mittlerweile nehmen zahlreiche Senioren sogar an Wettkämpfen teil. Die Leistungen, die diese Athleten erbringen, waren noch vor wenigen Jahren schlicht unvorstellbar. Ihre Kraft und ihre Ausdauer übertreffen häufig um ein Vielfaches die Leistungsfähigkeit untrainierter Menschen vergleichbaren Alters.

>> *Im modernen Leben nimmt die körperlichen Aktivität drastisch ab, sobald die Menschen erwachsen werden.*

Diese Situation wirkt einer gefährlichen Entwicklung entgegen. Im modernen Leben nimmt die körperliche Aktivität drastisch ab, sobald die Menschen erwachsen werden. Die Möglichkeit, Anstrengungen zu vermeiden und sich von Geräten bedienen zu lassen, ist in den Industrienationen ein Zeichen von Wohlstand. Dass Technik das Leben leichter macht, wurde jahrelang als Errungenschaft gedeutet. Das Ergebnis sind jedoch zunehmender Bewegungsmangel und gravierende Verschlechterung der Gesundheit der Bevölkerung. Aus Bewegungsmangel entstehen Übergewicht und Störungen des Zucker- und des Fettstoffwechsels. Diese Probleme tragen wesentlich zur Entstehung der Zivilisationskrankheiten wie Bluthochdruck, Diabetes, Übergewicht und Durchblutungsstörungen bei. Eine besonders auffällige

Folge der muskulären Schwächen ist auch die zunehmende Zahl von Haltungsfehlern und -schäden. Damit im Zusammenhang steht die Volkskrankheit Rückenschmerzen.

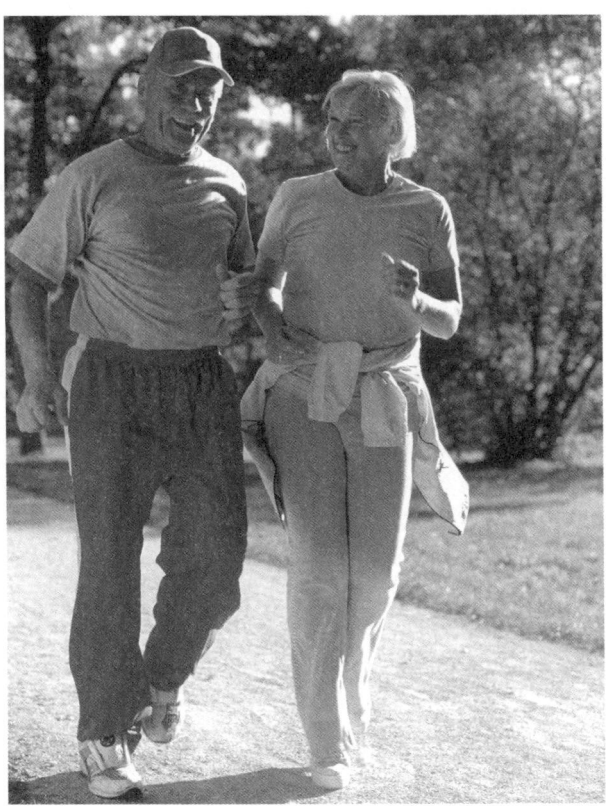

Der altersbedingte Verlust an Ausdauer und Kraft ist ein natürlicher Prozess. Nachdem sie ihren Höhepunkt zwischen der dritten und der vierten Lebensdekade erreicht, nimmt die körperliche Leistungsfähigkeit im weiteren Laufe des Lebens allmählich ab. Das wird deutlich, wenn man die Entwicklung der Weltrekorde in den verschiedenen

》 *Der altersbedingte Verlust an Ausdauer und Kraft ist ein natürlicher Prozess.*

Disziplinen für die unterschiedlichen Altersklassen betrachtet. Die Weltbestleistung erreicht ihre Spitze bei Athleten zwischen 20 und 35 Jahren und verschlechtert sich danach um ungefähr ein Prozent jährlich. Dies gilt sowohl für die Weltrekorde bei den Laufdisziplinen als auch beim Radfahren und Rudern. Nach dem 60. Lebensjahr beschleunigt sich die Verschlechterung auf etwa zwei Prozent jährlich. Aber die Beobachtung von Sportlern und Untrainierten hat eine wichtige Tatsache gezeigt: Je weniger sich jemand körperlich betätigt, desto schneller erleidet er diese Leistungseinbuße. Der Verlust an Leistungsfähigkeit ist ausgeprägter beim Sprint als bei den Ausdauerdisziplinen. Auch der Verlust an Maximalkraft liegt bei ungefähr zwei Prozent jährlich.

>> *Je weniger sich jemand körperlich betätigt, desto schneller erleidet er diese Leistungseinbuße.*

Obwohl ältere Menschen im Durchschnitt weniger belastbar sind als jüngere, ist die individuelle maximale Leistungsfähigkeit sehr unterschiedlich. Es gibt Menschen, die mit 60 Jahren ein höheres Gewicht stemmen können als Dreißigjährige.

Die altersbedingte Leistungseinbuße hat mehrere Ursachen. Im Laufe des Lebens verlieren die Bindegewebe an Dehnbarkeit, die Blutgefäße werden enger und die Muskulatur wird schwächer. Diese Veränderungen sind teilweise unvermeidlich. Als Beispiel kann man die Haut eines älteren Menschen nehmen. Hautpflege, Cremes und Massagen können die Faltenbildung vielleicht ein wenig bremsen, aber der Lauf der Zeit bleibt nicht verborgen. Der Verlust an Leistungsfähigkeit hängt sehr stark von der Verschlechterung der lokalen Durchblutung ab. Sie betrifft nicht nur die Muskulatur, sondern auch andere Organe, wie zum Beispiel das zentrale Nervensystem. Das erklärt, warum sich das Gedächtnis im Laufe des Lebens verschlechtert. Auch die Nieren und die Hormondrüsen werden von die-

sen Veränderungen betroffen. Deswegen sind bei älteren
Menschen die Nierenfunktion und die Produktion von
Hormonen eingeschränkt. Am deutlichsten zeigt sich das
in den Wechseljahren der Frauen, wenn die Menstruation
auszubleiben beginnt. Die Produktion von Sexualhormonen
bei Männern unterliegt jedoch ähnlichen Veränderungen.
Die Konzentration des Hodenhormons Testosteron zum
Beispiel nimmt mit zunehmendem Alter ab (Abb.6).

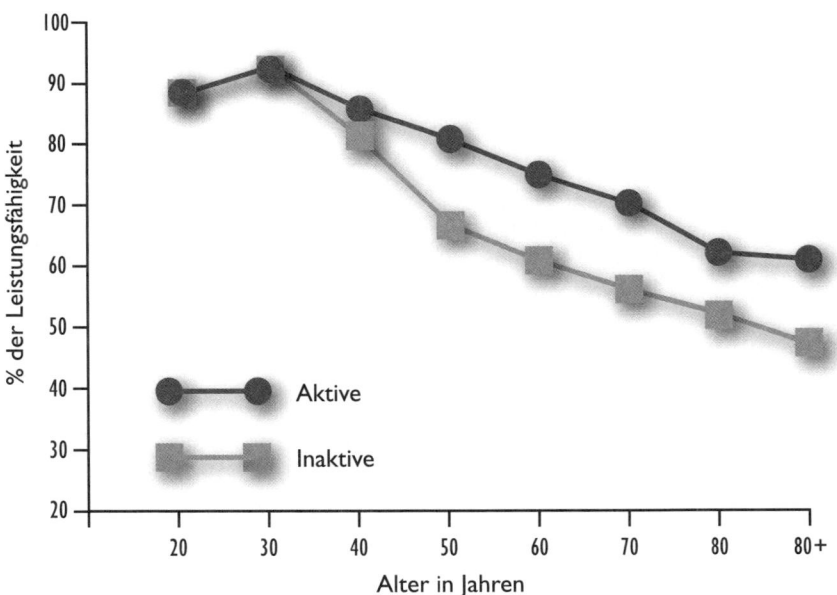

Abb. 6 **Erhaltung der Leistungsfähigkeit bei aktiven Menschen**

Auch andere Faktoren, welche die körperliche Leistungsfähigkeit beeinflussen, ändern sich im Laufe der Jahre. Die maximale Herzfrequenz nimmt allmählich ab, und der Körper-
fettgehalt steigt. Die Lungengewebe und die Bindegewebe

des Brustkorbes verlieren ihre Elastizität und Dehnbarkeit. Dadurch nimmt die Vitalkapazität, das heißt die maximale Luftmenge, die man ein- und ausatmen kann, allmählich ab. Die Reduktion der Vitalkapazität beginnt bereits ab dem 35. Lebensjahr und ist im Alter deutlich erkennbar. Bei Menschen um die 75 Jahre ist die Vitalkapazität etwa 20 Prozent geringer als bei Zwanzigjährigen.

》 *Die Trainings-herzfrequenz wird anhand von Formeln festgelegt, die das Alter der Sportler für die Berechnung des maximalen Pulses benutzen.*

Einige dieser Faktoren kann man trotz intensiven Trainings nicht beeinflussen. Die Abnahme der maximalen Herzfrequenz zum Beispiel ist unaufhaltsam. Dieses Phänomen spiegelt sich sogar in den Richtwerten für den Trainingspuls wider. Die Trainingsherzfrequenz wird anhand von Formeln festgelegt, die das Alter der Sportler für die Berechnung des maximalen Pulses benutzen.

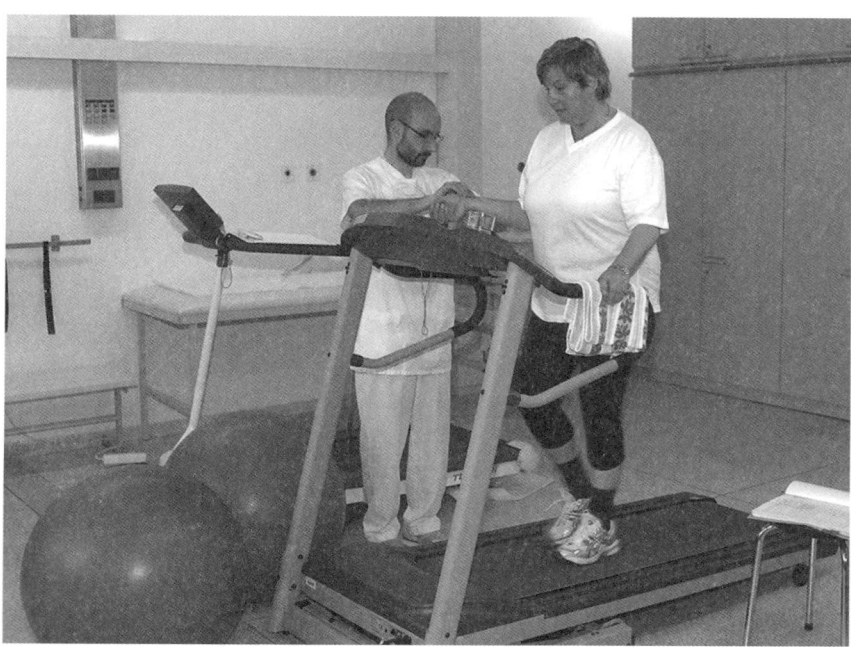

Andere Fähigkeiten der Gewebe können jedoch durch regelmäßige körperliche Aktivität positiv beeinflusst werden. Im Laufe des Lebens verliert auch die Innenschicht der Arterien an Flexibilität und Dehnbarkeit. Die Blutgefäße verhalten sich deswegen nicht mehr wie bei jüngeren Menschen, nämlich wie elastischen Schläuche, die die Pulswellen weiterleiten, sondern wie starre Röhren. Sie können sich zwischen den Herzschlägen nicht entspannen; dadurch steigt der Blutdruck.

>> *Durch ein regelmäßiges Ausdauertraining bleibt die Elastizität der Blutgefäße über eine lange Zeit erhalten, der Verlust an Dehnbarkeit verlangsamt sich und der arterielle Blutdruck wird niedriger.*

Diese Veränderung ist der Grund für Bluthochdruck bei älteren Menschen, ein Problem, das in Deutschland jeden Dritten über 65 Jahre betrifft. Durch ein regelmäßiges Ausdauertraining bleibt die Elastizität der Blutgefäße über eine lange Zeit erhalten, der Verlust an Dehnbarkeit verlangsamt sich und der arterielle Blutdruck wird niedriger. Dies erklärt, warum Ausdauertraining zur wichtigsten Anwendung für die Behandlung des erhöhten Blutdrucks gehört.

Ein weiteres häufiges Problem der älteren Menschen ist die Abnahme der Maximalkraft. Dieser Verlust wird nicht nur bei starken Anstrengungen, sondern auch bei alltäglichen Aktivitäten spürbar. Zum Beispiel ist die Fähigkeit, von einem niedrigen Stuhl aufzustehen, bei einigen Menschen bereits mit 50 Jahren eingeschränkt. Bei den meisten 80-Jährigen ist das geradezu unmöglich.

Die Einschränkung der Maximalkraft ist nicht nur auf einen Schwund der Muskelmasse, sondern auch auf die Zusammensetzung der Muskelfasern zurückzuführen. Im Laufe des Lebens nimmt die Anzahl der sich schnell zusammenziehenden Muskelfasern ab und die der langsameren Muskelfasern zu. Auch die Koordination zwischen dem Zentralnervensystem und der Muskulatur wird schlechter. Diese

Veränderungen erklären zum Beispiel, warum Sportler im Laufe ihrer Karriere langsamer werden und ältere Menschen sich langsamer bewegen.

>> *In der Tat sind die Menschen zwischen ihrem 20. und 35. Lebensjahr genauso trainierbar wie 40 Jahre später, nämlich in ihrer siebten und achten Lebensdekade.*

Trotz all dieser Veränderungen sind ältere Menschen im Stande, ein eingehendes Trainingsprogramm durchzuführen und außergewöhnliche körperliche Leistungen zu erbringen. Früher wurde das als seltene Ausnahme angesehen, aber mittlerweile haben zahlreiche Untersuchungen genauere Kenntnisse über die Trainierbarkeit der Senioren geliefert.

Vor noch wenigen Jahren wurde von den meisten Ärzten und Sportwissenschaftlern angenommen, dass die Fähigkeit, sich an ein Trainingsprogramm anzupassen, im Laufe des Lebens deutlich abnimmt. Neuere Studien haben das widerlegt. In der Tat sind die Menschen zwischen ihrem 20. und 35. Lebensjahr genauso trainierbar wie 40 Jahre später, nämlich in ihrer siebten und achten Lebensdekade. Dies betrifft sowohl das Herz- und das Kreislaufsystem als auch die Muskulatur.

Gerade bei einem Krafttrainingsprogramm ist die Zunahme der Muskelleistung der Senioren meist verblüffend. Diese Tatsache wurde vor wenigen Jahren in eindrucksvoller Weise belegt. In einer Studie unter den Bewohnern eines Altenheimes wurden die Effekte des Bewegungsmangels und eines Krafttrainings über 10 Wochen überprüft. Bei den Menschen, die während der Untersuchung nur ihrer normalen alltäglichen Beschäftigung nachgingen, stellten die Wissenschaftler bereits in dieser kurzen Zeit einen Verlust an Muskelmasse fest. Bei den Teilnehmern jedoch, die an einem Krafttrainingsprogramm teilnahmen, verdoppelte sich in den 10 Wochen die Muskelkraft.

Diese Verbesserung ging mit einer Zunahme der Gehge-schwindigkeit und der Fähigkeit einher, Treppen zu steigen. Die Menschen waren dadurch nicht nur leistungsfähiger, sie waren auch aktiver und hatten eine höhere Lebens-qualität. Der interessanteste Aspekt dieser Untersuchung ist, dass das durchschnittliche Alter der Teilnehmer bei 87 Jahren lag. Sport ist also nicht nur eine Angelegenheit für die Jungen, sondern eher für die Junggebliebenen.

>> *Sport ist also nicht nur eine Angelegenheit für die Jungen, sondern eher für die Junggeblie-benen.*

Diese Erfahrungen zeigen, dass regelmäßiges Training die altersbedingten Veränderungen vieler körperlichen Funk-tionen aufhalten kann. Die logische Folgefrage ist, ob ein regelmäßiges Training auch die Lebensdauer beeinflusst. Mehrere Studien haben versucht, dies zu klären. Ihre Er-gebnisse waren jedoch widersprüchlich.

Die Sportmedizin hilft sich mit der Aussage: Ziel des Trai-nings ist, 40 Jahre lang 40 Jahre jung zu bleiben. Und weil sie jung bleiben wollen, finden immer mehr Menschen in der 2. Lebenshälfte den Weg ins Fitness-Studio oder in den Sportverein.

Die Anpassung an das Training verläuft bei älteren Men-schen jedoch langsamer. Sie brauchen mehr Zeit für die Erholung und die Regeneration zwischen den Trainingssit-zungen. Dadurch wird die Zeit länger, die sie benötigen, um ihre Kraft und Ausdauer zu verbessern. Deswegen sollten sie nicht die gleichen Übungen und Programme absolvieren wie die jüngeren Sportler, sondern sie brauchen ein auf ihre Möglichkeiten angepasstes Training.

Soziale und psychische Aspekte von Sport und Bewegung

Ein besonders interessanter Aspekt von Sport und Bewegung ist ihre Wirkung auf die Psyche. Wenn die positiven Effekte der regelmäßigen Aktivität auf die Gesundheit erwähnt werden, denkt man zuerst an das geringere Risiko von Herzkreislauferkrankungen und auf die Rolle des Sports in der Behandlung und Rehabilitation von chronischen Erkrankungen. Häufig wird vergessen, dass körperliche Betätigung deutliche Auswirkungen auf die Stimmung hat. In den letzten Jahren haben mehrere Untersuchungen Hinweise darauf geliefert, dass regelmäßiges Training positive Effekte auf mehrere mentale Funktionen wie zum Beispiel Gedächtnis, Konzentration und Aufmerksamkeit haben kann. Bei Tierexperimenten wurde gezeigt, dass ein tägliches Ausdauerprogramm eine vermehrte Zellteilung in den Arealen des Gehirns bewirkt, die für das Lernen und Erinnern zuständig sind.

>> *In den letzten Jahren haben mehrere Untersuchungen Hinweise darauf geliefert, dass regelmäßiges Training positive Effekte auf mehrere mentale Funktionen wie zum Beispiel Gedächtnis, Konzentration und Aufmerksamkeit haben kann.*

Der Wirkung körperlicher Belastungen auf die Stimmung hängt vom Ausmaß der Anstrengung ab. Belastungen im aeroben Bereich, also bei weniger als 80 Prozent der maximalen Leistungsfähigkeit, werden als angenehm empfunden. Nach einer Trainingseinheit von 30 bis 40 Minuten fühlen sich die Teilnehmer entspannter und besser gelaunt. Intensivere Belastungen bewirken genau das Gegenteil. Die Menschen fühlen sich angespannt, sie werden nervös, ungeduldig und aufgeregt. Das könnte erklären, warum einige Menschen Sport als unangenehm empfinden. Möglicherweise beginnen sie ein Trainingsprogramm mit zu hoher Intensität und spüren deswegen nur die negativen Effekte der Belastung (Abb. 7).

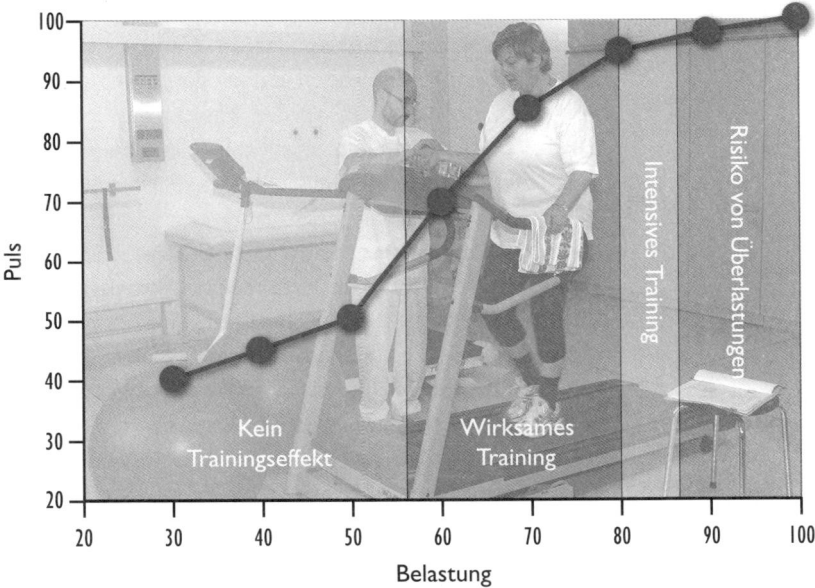

Abb. 7 Trainigsbereiche

Die Wirkung von Sport auf die Psyche ist ein Grund, warum körperliche Aktivität in der Behandlung von psychischen Problemen, zum Beispiel Depression und Angststörungen, häufig und mit Erfolg angewendet wird. Mehrere Gründe sprechen dafür, Sport auch in der Behandlung der mentalen Beschwerden einzusetzen, die bei Tumorpatienten entstehen.

Die Tumorerkrankungen können gravierende Auswirkungen auf die Psyche haben. Die Patienten berichten häufig über Probleme wie Unsicherheit, Hilflosigkeit oder Angst, Schlafstörungen, Scham, Isolierung und sexuelle Störungen. Aber nicht nur die Betroffenen selbst, sondern auch die Familie, der Freundes- und Bekanntenkreis werden durch die

Krebserkrankung beeinflusst. Probleme im privaten, sozialen oder beruflichen Bereich können durch die Krankheit ausgelöst oder verstärkt werden. Manchmal müssen die Partner- und Familienbeziehungen neu definiert werden. Bei vielen dieser Probleme kann Sport eine Hilfe anbieten.

Menschen reagieren auf Sport in sehr unterschiedlicher Weise. Vor allem bei Ausdauersportarten wie Joggen oder Schwimmen versinken einige Sportler in eine Art von Trance. Andere werden stattdessen kommunikativer und offener. Es gibt jedoch eine Reihe von Auswirkungen, die sich bei der Mehrheit der Teilnehmer an einem Sportprogramm zeigen, und die haben eine sehr günstige Auswirkung auf die Lebensqualität.

Positive Effekte regelmäßiger körperlicher Aktivität auf die Psyche
Anpassung des Selbstbildes
Abbau von Angst und Depression
Realistische Selbsteinschätzung
Verbesserung der Entspannungsfähigkeit
Zunahme des Selbstwertgefühls
Soziale Aufgeschlossenheit
Förderung der Beziehungsfähigkeit
Verbesserung der allgemeinen Befindlichkeit

Es gibt einige Hypothesen darüber, wie die günstigen Effekte körperlicher Betätigung auf die Psyche entstehen. Eine Möglichkeit ist die soziale Interaktion bei einem Trainingsprogramm. Der Kontakt zu anderen Teilnehmern, die Kommunikation auf einer anderen Ebene, nämlich der körperlichen, die Mitteilung von eigenen Erfahrungen und das gemeinsame Absolvieren einer Aufgabe leisten einen erheblichen Beitrag zum gesteigerten Wohlbefinden. Eine andere Möglichkeit ist, dass regelmäßiger Sport den Teilnehmern und Teilnehmerinnen hilft, ihre Grenze kennen zu lernen und dabei die Selbstkontrolle zu verbessern. Gleichzeitig steigern die Zunahme der körperlichen Leistungsfähigkeit und das Bewältigen von immer größeren Trainingsbelastungen das Selbstwertgefühl.

Eine häufige Beobachtung ist, dass Menschen, die regelmäßig Sport treiben, eine viel bessere Körperwahrnehmung haben. Das erleben sie nicht ausschließlich während der Übungen, sondern auch im Alltag. Sie können ihre Kräfte und ihre Möglichkeiten viel besser einschätzen, sie haben auch einen viel ausgeprägteren Sinn für ihre Bedürfnisse und ihre körperlichen Funktionen. Anders gesagt, entwickeln sie ein viel feineres Gespür für die innere Stimme, die ihnen sagt, was der Körper gerade benötigt. Wie die Tierliebhaber wissen, sind diese Fähigkeiten bei Tieren sehr ausgeprägt. Sie gehen jedoch im Laufe der Entwicklung offenbar verloren. Sport scheint ein natürlicher Weg zu sein, diese Befähigungen wieder zu erlernen.

》 Körperliche Aktivität führt auch zu einer deutlichen Verbesserung der Schlafqualität. Dieser Effekt ist besonders erkennbar bei älteren Menschen, die spät in ihrem Leben mit dem Sport angefangen haben.

Körperliche Aktivität führt auch zu einer deutlichen Verbesserung der Schlafqualität. Dieser Effekt ist besonders erkennbar bei älteren Menschen, die spät in ihrem Leben mit dem Sport angefangen haben. Nach wenigen Wochen merken sie, dass sie viel tiefer und länger schlafen als vorher. Das gilt auch für jüngere Menschen. In der Tat gehört die Empfehlung sich körperlich zu betätigen, zu den häufigsten Ratschlägen für die Behandlung einer Schlafstörung.

>> *Ein regelmäßiges Trainingsprogramm wird auch sehr oft empfohlen, um Stress abzubauen.*

Ein regelmäßiges Trainingsprogramm wird auch sehr oft empfohlen, um Stress abzubauen. Obwohl diese Effekte des Sports sehr gut bekannt sind, ist die Ursache dafür nicht klar. Möglicherweise ist sie auf eine Kombination von Faktoren zurück zu führen. Körperliche Aktivität bewirkt nach einigen Minuten deutliche Veränderungen in der Konzentration von Botenstoffen wie Serotonin und Dopamin im zentralen Nervensystem. Diese Substanzen können ein Gefühl von Entspannung bewirken. Auch die verbesserte Schlafqualität und die soziale Interaktion tragen möglicherweise zum Stressabbau bei.

>> *Sport zu treiben steigert zudem das Gefühl von Selbstständigkeit und Selbstvertrauen.*

Sport zu treiben steigert zudem das Gefühl von Selbstständigkeit und Selbstvertrauen. Dieser Aspekt ist besonders wichtig für Tumorpatienten. Eine geringe Belastbarkeit wird von den meisten Menschen mit Krankheit in Verbindung gebracht. Im Gegensatz dazu steht eine Zunahme der Leistungsfähigkeit für Gesundheit. Dieses Gefühl macht die Patienten glücklicher und auch optimistischer. Da ihre Belastbarkeit deutlich zunimmt, werden sie aktiver. Sie sind dadurch im Stande, häufiger und intensiver am sozialen Leben teilzunehmen. Das verbessert ihre Stimmung weiter; sie werden von negativen Gedanken und Gefühlen abgelenkt. Durch die Teilnahme am Sport schaffen sie einen Freiraum, um sich von stressigen und unangenehmen Situationen zu lösen.

Sport ist auch eine soziale Aktivität. Beim gemeinsamen Sporttreiben im Verein oder beim Spielen in einer Mannschaft lernt man, Vertrauen zu den Kameraden aufzubauen,

Rücksicht aufeinander zu nehmen, die Leistungsgrenzen der Anderen zu respektieren. Man freut sich über gemeinsame Erfolge und unterstützt sich gegenseitig bei einer Niederlage. Diese Geselligkeit wird bei Patienten immer wieder als eine wichtige Komponente des Sports erlebt.

Die Frage, ob man Sport allein oder in der Gruppe treiben sollte, muss jeder Mensch für sich allein beantworten. Beides hat Vor- und Nachteile. Manche Menschen mögen die Einsamkeit und die Gelegenheit, sich auf die eigene Atmung oder den eigenen Laufrhythmus zu konzentrieren und nicht abgelenkt zu werden. Alleine zu trainieren kann nach einem arbeitsreichen und hektischen Tag zur Entspannung beitragen. Beim Radfahren oder Jogging kann man vom Tag im Büro abschalten.

Andere Menschen, im Gegensatz dazu, genießen eher die Anwesenheit von Gleichgesinnten und fühlen sich in der Gruppe viel besser aufgehoben. Gerade beim Krafttraining motiviert es umso mehr, sich im Studio mit einem guten Freund oder mit einer kleinen Gruppe zu treffen.

Einen deutlichen Vorteil indes hat das gemeinsame Training. Die Unterstützung durch die Gruppe und die Verpflichtung, sich regelmäßig für die Übungen mit anderen Menschen zu treffen, kann vor allem am Anfang eines Trainingsprogramms eine sehr große Hilfe sein, um die Motivation zu erhalten und Langeweile zu vermeiden. Die Versuchung, Trainingstermine abzusagen, wird viel geringer, wenn Sie sich mit Freunden verabredet haben.

Im Anhang finden Sie eine Liste mit Adressen von Organisationen. Einige von ihnen bieten spezielle Gruppen für Tumorpatienten an. Im Übrigen muss die Gruppe nicht aus

>> *Die Unterstützung durch die Gruppe und die Verpflichtung, sich regelmäßig für die Übungen mit anderen Menschen zu treffen, kann vor allem am Anfang eines Trainingsprogramms eine sehr große Hilfe sein, um die Motivation zu erhalten und Langeweile zu vermeiden.*

fremden Menschen bestehen: Sport kann man auch mit Freunden, mit Kollegen, mit den Partnern oder mit den eigenen Kindern treiben.

Eine der wichtigsten Entdeckungen der psychosomatischen Medizin ist die enge Verflechtung zwischen Körper, Psyche und sozialer Umgebung. Negative Gefühle wie Angst und Unsicherheit können körperliche Beschwerden auslösen. Funktions- und Leistungseinschränkungen des Körpers haben eine deutlich negative Auswirkung auf die Psyche. Zudem beeinflusst die soziale Interaktion nicht nur die Stimmung, sondern auch zahlreiche körperliche Funktionen. Anders gesagt, fühlen sich Menschen in einer freundlichen Umgebung nicht nur besser, sie haben auch weniger körperliche Beschwerden als Menschen in einer feindseligen Situation.

>> *Sportlich aktive Menschen sind insgesamt deutlich zufriedener, optimistischer und glücklicher als passive Mitbürger.*

Eben das besagt das alte römische Sprichwort „mens sana in corpore sano", was so viel bedeutet wie „Ein gesunder Geist wohnt in einem gesunden Körper". Genauso wie eine gesundheitliche Einschränkung die Lebensqualität beeinträchtigt, erhöht eine verbesserte Leistungsfähigkeit das Wohlbefinden. Diese Tatsache wurde bei psychologischen Untersuchungen deutlich belegt: Sportlich aktive Menschen sind insgesamt deutlich zufriedener, optimistischer und glücklicher als passive Mitbürger.

Diese Studien haben jedoch ein Manko. Es ist schwer zu belegen, ob Leute glücklicher sind, weil sie Sport treiben, oder ob sie aktiv sind, weil sie sich insgesamt besser fühlen. Aber die Erfahrung zeigt, dass körperliche Aktivität am ehesten die Ursache des gesteigerten Wohlbefindens ist und nicht andersherum. Viele Leute berichten, dass sie sich deutlich besser fühlen, wenn sie nach einem anstrengenden Arbeitstag eine Stunde Sport treiben. Die Probleme werden dadurch nicht gelöst, aber ihre Einstellung zu den Problemen und ihre Fähigkeit, mit den Stress-Situationen umzugehen, ändern sich völlig.

Bei Untersuchungen wurde ein Zusammenhang festgestellt zwischen der Fähigkeit, mit dem Stress besser umzugehen, und der maximalen Sauerstoffaufnahme, einem Indikator der Ausdauer. Dieser Effekt kann von großer Relevanz für Patienten mit Tumorerkrankungen sein. Im Laufe der Krankheit und der Behandlung erleben die Patienten sehr belastende Situationen.

>> *Bei Untersuchungen wurde ein Zusammenhang festgestellt zwischen der Fähigkeit, mit dem Stress besser umzugehen, und der maximalen Sauerstoffaufnahme, einem Indikator der Ausdauer. Dieser Effekt kann von großer Relevanz für Patienten mit Tumorerkrankungen sein.*

Die Unsicherheit, die Angst vor den Nebenwirkungen der Chemotherapie oder der Bestrahlung, die Sorgen um sich selbst und auch um die Familie und Freunde, die finanziellen Probleme tragen wesentlich zu einer Zunahme des psychischen Stresses bei. Bei anderen Patientengruppen, zum Beispiel Patienten mit AIDS, wurde gezeigt, dass körperliche Aktivität eine erhebliche Reduktion der mentalen Belastung bewirkt.

Wenn Sport so angenehme Effekte auf die Psyche hat, macht er auch süchtig? Dieses Argument wird vor allem im Sommerloch immer wieder hervor geholt, um vor den Gefahren des Sports zu warnen. In den Medien ist manchmal die Rede von Läufern, die verletzungsbedingt das Training aussetzen mussten und deswegen durchdrehten. Es kursieren sogar Horrormeldungen von Sportlern, die im Entzugsrausch ein kurzes Läufchen nach Mitternacht absolvieren mussten, um sich zu beruhigen und nicht in die Notaufnahme eines psychiatrischen Krankenhauses eingewiesen werden zu müssen.

Solche Schilderungen sind sehr stark übertrieben, aber nicht völlig aus der Luft gegriffen. Ausdauerathleten, die aus verschiedenen Gründen das Training plötzlich abbrechen müssen, berichten in der Tat über Nervosität, Schlaflosigkeit, Verdauungsstörungen und Unwohlsein.

Aber die wahren Ursachen liegen woanders. Früher wurden diese Beschwerden auf die Wirkung von Hormonen, den Endorphinen zurückgeführt, die beim Laufen freigesetzt werden. Der Name Endorphine bedeutet endogen, also im Körper, produziertes Morphin. In der Tat haben diese Hormone ähnliche Eigenschaften wie das Opium: Sie hellen die Stimmung auf und reduzieren die Schmerzempfindlichkeit.

>> *Von allen Menschen, die ein Trainingsprogramm beginnen, hört mehr als die Hälfte nach 3 bis 6 Monaten wieder auf. In der Tat treiben in den Industrieländern weniger als 30 Prozent der Menschen regelmäßig Sport.*

Pseudowissenschaftlichen Berichten zufolge kann ähnlich wie beim Morphin eine Abhängigkeit entstehen. Dies ist zum Glück nur ein Märchen. Endorphine werden immer bei Stress-Situationen freigesetzt, zum Beispiel bei Angst oder starken Schmerzen. Es ist jedoch nicht bekannt, dass Menschen dadurch angstsüchtig oder gar schmerzsüchtig werden.

Die Beschwerden nach plötzlichem Absetzen des Trainings haben eine ganz einfache Erklärung: Athleten, die ein intensives Training absolvieren, sind äußerst aktiv und verbrauchen jeden Tag eine hohe Menge an Energie. Wenn dem Körper die Belastung plötzlich fehlt, gerät er aus dem Gleichgewicht.

Die Beschwerden haben nichts mit Entzugserscheinungen oder gar Sucht zu tun, sondern nur mit Gewöhnung, ähnlich wie die Beschwerden, die bei einer plötzlichen Umstellung der Ernährung oder des Schlafrhythmus' entstehen.

Um die unangenehmen Folgen von Bewegungsmangel zu vermeiden, empfiehlt sich, das Laufpensum allmählich zu reduzieren und das Training nicht plötzlich abzusetzen. Trainingswissenschaftler nennen das „abtrainieren".

Ein klarer Beweis, dass Sport nicht süchtig macht, liefern die Statistiken. Von allen Menschen, die ein Trainingsprogramm beginnen, hört mehr als die Hälfte nach 3 bis 6 Monaten wieder auf. In der Tat treiben in den Industrieländern weniger als 30 Prozent der Menschen regelmäßig Sport. Diese Daten zeigen, dass viele Menschen auf Dauer den inneren Schweinehund nicht besiegen können. Gute Vorsätze und eine optimistische Einstellung genügen offensichtlich nicht. Bevor man mit einem Trainingsprogramm anfängt, ist deswegen besonders wichtig, Bedingungen zu schaffen, um lange dabei zu bleiben.

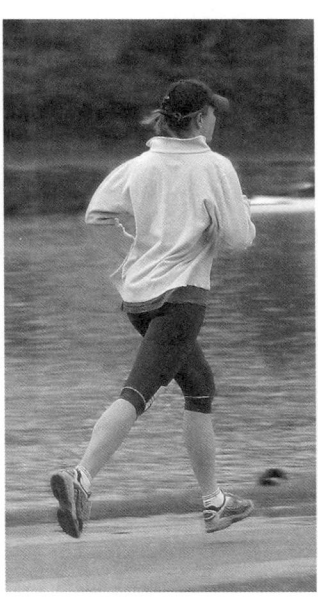
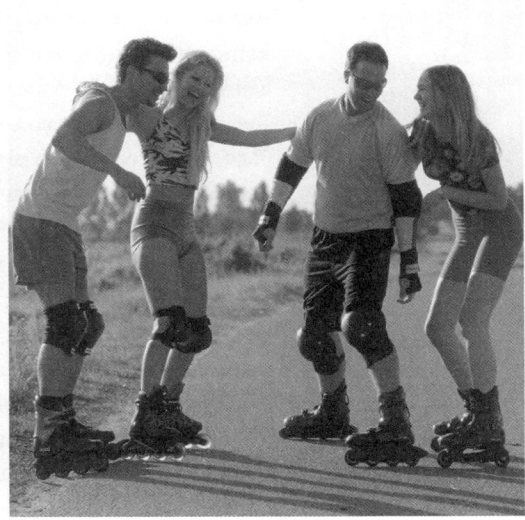

Für die meisten Menschen ist der ausschlaggebende Grund für das Aufhören der Mangel an Zeit. Andere Probleme, die häufig zitiert werden, sind eine zu starke Ermüdung, Mangel an Plätzen, wo man trainieren kann, Lustlosigkeit, starke Arbeitsbelastung und Mangel an Willenskraft. Planen Sie deswegen Ihr Training im Voraus. Versuchen Sie Ihre Zeit so zu gestalten, dass Sie ausreichend Gelegenheiten für Ihr Sportprogramm finden. Rechnen Sie dabei die notwendige Zeit für Transport und Umkleiden mit ein.

Es gibt zum Glück eine Reihe von Faktoren, die dazu beitragen, dass ein bereits begonnenes Trainingsprogramm von Dauer ist. Dazu gehören zum Beispiel die Unterstützung durch die Familie und die Freunde, ein Übungsleiter mit Führungsqualitäten, eine angenehme Umgebung für das Training und vor allem sichtbare Erfolge.

>> *Freuen und belohnen Sie sich, wenn Sie einen Trainingserfolg erzielen, zum Beispiel, wenn Sie zum ersten Mal einen Kilometer am Stück joggen oder 10 Liegestütze ohne Unterbrechung schaffen.*

Erfolge setzen voraus, dass man sich am Anfang eines Trainingsprogramms realistische Ziele setzt. Planen Sie deswegen zuerst kurzfristig. Welche Ziele haben Sie für die kommenden Tage, welche für die kommenden Wochen? Selbstverständlich können Sie ein ganz großes, langfristiges Ziel haben. Das können eine lange Radtour über mehrere Tage, die Teilnahme an einem Volkslauf oder eine ausgedehnte Wanderung in den Bergen sein.

Aber bevor Sie den ganz großen Sprung machen, müssen Sie mit kleinen Schritten anfangen. Eine solche Strategie ist langfristig erfolgreicher und fördert tagtäglich die Motivation. Freuen und belohnen Sie sich, wenn Sie einen Trainingserfolg erzielen, zum Beispiel, wenn Sie zum ersten Mal einen Kilometer am Stück joggen oder 10 Liegestütze ohne Unterbrechung schaffen.

Für die meisten Menschen ist die soziale Unterstützung ein ausschlaggebender Faktor für die Motivation. Wenn sich der Partner oder die Kinder beschweren, weil man viermal pro Woche nicht zu Hause, sondern im Verein ist, wird die Fortsetzung des Trainings sehr schwierig.

Dieser Punkt ist besonders wichtig für Tumorpatienten, die ein Trainingsprogramm aufnehmen. Die Familienangehörigen reagieren am Anfang eines Trainingsprogramms manchmal ängstlich und befürchten, dass übermäßige Belastung zu Schäden führen kann. Die Bedenken sind immer sehr gut gemeint, aber übermäßiger Schutz kann auf Dauer die Patienten die Selbstständigkeit kosten. Deswegen ist es sehr sinnvoll, bereits vor dem Beginn des Trainings die Familie und Freunde des Krebspatienten in die Planung einzubeziehen. Gegebenenfalls müssen sie auch an den Gesprächen mit dem Arzt oder den Übungsleitern teilnehmen, damit sie über ihre eigenen Ängste reden können.

>> *Deswegen ist es sehr sinnvoll, bereits vor dem Beginn des Trainings die Familie und Freunde des Krebspatienten in die Planung einzubeziehen.*

Man kann auch durch Selbstgespräche, oder einen internen Dialog, wie die Fachleute sagen, erheblich zur Motivation beitragen. Man unterhält sich häufig mit sich selbst, meistens spricht man sich dabei in der zweiten Person an: „Michael, wo hast Du den Schlüsselbund gelassen?" Dieser Dialog mit sich selbst hat in der Regel positive und negative Bestandteile. Man sollte dabei versuchen, die negativen Teile allmählich zu unterdrücken und sich auf das positive Denken zu konzentrieren. Dazu gehört, die eigenen Erfolge nicht zu unterschätzen. Man kann die eigenen Einschränkungen unter einem positiven oder negativen Licht betrachten.

Statt der negativen Aussage: „Meine Leistungsfähigkeit ist extrem schlecht.", kann man positiv sagen: „Ich muss meine Leistungsfähigkeit sehr stark verbessern." Der Inhalt des

Satzes ist gleich, die Wahrnehmung des Problems und die Einstellung dazu sind vollkommen anders. Beim ersten Satz nimmt man eine passive Position ein, beim zweiten Satz übernimmt man die Kontrolle über die eigenen Probleme und entwickelt einen Lösungsansatz. Wenn Sie eine gewisse Leistung nicht erbringen können, sagen Sie sich nicht: „Ich kann es nicht", sondern: „Ich kann es noch nicht". Oder noch besser, betonen Sie, was Sie bereits können. Benutzen Sie diese Strategie regelmäßig, und Sie werden sich besser in Bezug auf sich selbst und auf Ihr Trainingsprogramm fühlen.

>> *Für den Erfolg eines Trainingsprogramms ist auch eine gewisse Abwechslung notwendig. Falls Ihnen das Laufen oder ein Training auf dem Fahrradergometer zu öde ist, steigen Sie auf ausdauerorientierte Gruppenfitnessprogramme um*

Für den Erfolg eines Trainingsprogramms ist auch eine gewisse Abwechslung notwendig. Gelegentlich die Routine zu verändern und neue Elemente in das Training einzubeziehen, kann einen zusätzlichen Motivationsschub bringen. Überlegen Sie sich genau, welche Elemente des Trainings Ihnen schwer fallen, Sie langweilen oder Ihnen aus anderen Gründen nicht so recht passen. Falls Ihnen das Laufen oder ein Training auf dem Fahrradergometer zu öde ist, steigen Sie auf ausdauerorientierte Gruppenfitnessprogramme um. Dabei kommen modernere Disziplinen wie etwa Aerobic oder Aquafitness in Frage. Vielleicht hilft es auch, die Rad- oder Laufeinheit von der Halle in die Natur zu verlegen – oder andersherum. Mit der richtigen Kleidung ist dies zu jeder Jahreszeit möglich. Für viele Frauen zum Beispiel, die das Laufen auf Parkwegen im Dunkeln aus Sicherheitsgründen nicht mögen, stellt das Training auf dem Laufband eine sinnvolle Alternative dar.

Die Wahl der Sportart kann auch in den verschiedenen Jahreszeiten unterschiedlich ausfallen. Inline-Skating oder Schwimmen bieten sich vor allem im Sommer als Ausdauertraining an. Früh am Morgen sind die Schwimmbä-

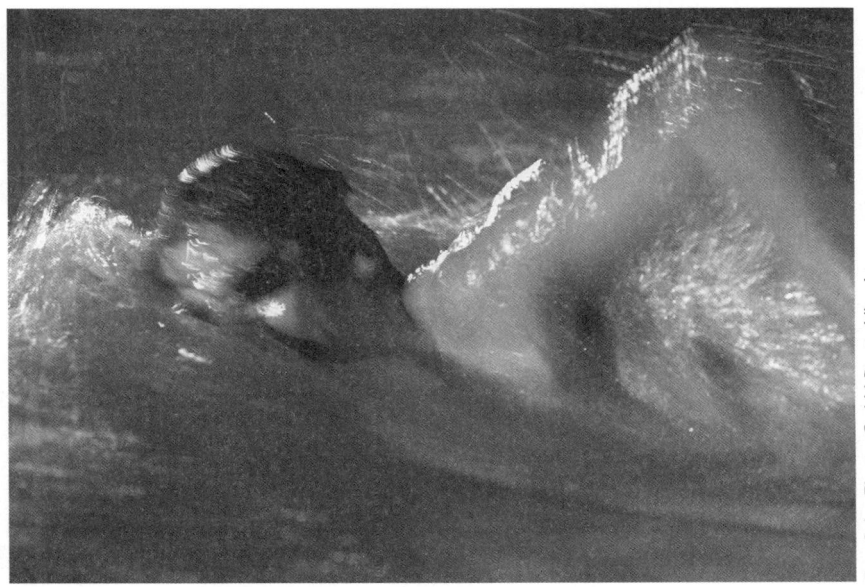

Foto: Polar Electro GmbH Deutschland

der noch nicht überfüllt, und für Naturliebhaber ist das Schwimmen in einem See sicher reizvoller, als die blauen Kacheln eines Schwimmbeckens anzuschauen.

Ein abwechslungsreiches Training fördert nicht nur die Motivation, sondern auch die Anpassung. Bei einer konstanten Trainingsintensität werden immer dieselben körperlichen Strukturen in sehr ähnlicher Weise belastet. Diese Einseitigkeit kann auf Dauer zu einer Überbelastung und zu Verletzungen führen. Spitzensportler trainieren deswegen mit unterschiedlichen Intensitäten.

Von diesem Prinzip können auch Freizeitsportler profitieren. Während des Radfahrens und Schwimmens zum Beispiel kann man schnellere und langsamere Passagen beliebig abwechseln. Beim Laufen in hügeligem Gelände kann man die Laufgeschwindigkeit an das Profil anpassen. Auch für ein Krafttrainingsprogramm bringt das Wechseln der Intensität immer wieder neue Trainingsreize. Abwechslung ist ein sehr wirksames Mittel gegen Langeweile beim Training. Ein gut geplantes Programm sollte so konzipiert werden, dass es Spaß macht. Denn ohne Spaß gibt es kein dauerhaftes Training, und ohne Training gibt es keine Leistungsfortschritte.

Auswirkungen von Sport und Bewegung auf Entstehung und Wachstum von Tumoren

Regelmäßige körperliche Aktivität verbessert die Leistungsfähigkeit und die Stimmung, reduziert die Beschwerden und bewirkt insgesamt eine Zunahme der Lebensqualität. Für Patienten mit Krebs ist jedoch eine Frage von besonderer Bedeutung: Welche Wirkung hat Sport auf den Verlauf der Krankheit? Anders gefragt: Kann man durch regelmäßige körperliche Aktivität das Risiko eines Rezidivs, eines Rückfalles, vermindern?

》 Der Begriff Krebs fasst mehr als 100 unterschiedliche Erkrankungen zusammen. Sie sind in ihrer Entstehung, Entwicklung und Prognose sehr unterschiedlich.

Die Antwort auf diese Frage ist nicht einfach. Der Begriff Krebs fasst mehr als 100 unterschiedliche Erkrankungen zusammen. Sie sind in ihrer Entstehung, Entwicklung und Prognose sehr unterschiedlich. Die Differenz zwischen Hauttumoren und Leukämien, Blutkrebs, zum Beispiel ist auch für Laien sehr einfach zu verstehen. Aber auch bei den Hauttumoren und Leukämien gibt es verschiedene Untergruppen, die unterschiedlicher Behandlungen bedürfen und anders verlaufen. Deswegen ist eine allgemeine Aussage über die Wirkung von Sport auf Krebserkrankungen nicht möglich.

Die Mechanismen, die Entstehung, Wachstum und Entwicklung von Tumoren beeinflussen, sind sehr komplex. Eine Tumorzelle entsteht durch eine Veränderung des Erbguts. Diese Veränderungen, Mutationen, können verschiedene Ursachen haben.

Ursachen einer Veränderung des Erbgutes
Genetische Veränderungen
Ionisierende Strahlung
Chemikalien
Oxidativer Stress
Alkohol
Rauchen
UV-Licht
Viren
Übergewicht
Sexualhormone
Fett- und eiweißreiche Diät

Sport hat einen deutlichen Einfluss auf mehrere dieser Faktoren. Bei einigen von ihnen ist dieser Einfluss günstig und verringert das Risiko von Tumorerkrankungen. Regelmäßige Aktivität führt unter anderem zu einem geringeren Körpergewicht, einer Reduktion des Körperfettgehalts und einer Abnahme der Konzentration von Sexualhormonen. Bei anderen Faktoren ist der Einfluss von Sport eher negativ, zum Beispiel, wenn man sich beim Sport im Freien starker Sonnenstrahlung oder Autoabgasen aussetzt. Beide können Krebs auslösen. Bei einer dritten Gruppe von Faktoren ist die Rolle von körperlicher Aktivität und Sport nicht geklärt. Dazu gehört die Wirkung auf die Funktion des Immunsystems.

>> *Die Zusammenhänge zwischen körperlicher Tätigkeit und Krebsrisiko wurden in mehreren Studien untersucht.*

Die Zusammenhänge zwischen körperlicher Tätigkeit und Krebsrisiko wurden in mehreren Studien untersucht. Die Qualität dieser Untersuchungen war sehr unterschiedlich, entsprechend verschieden waren ihre Befunde. Die Mehrheit von ihnen zeigte eine Abnahme

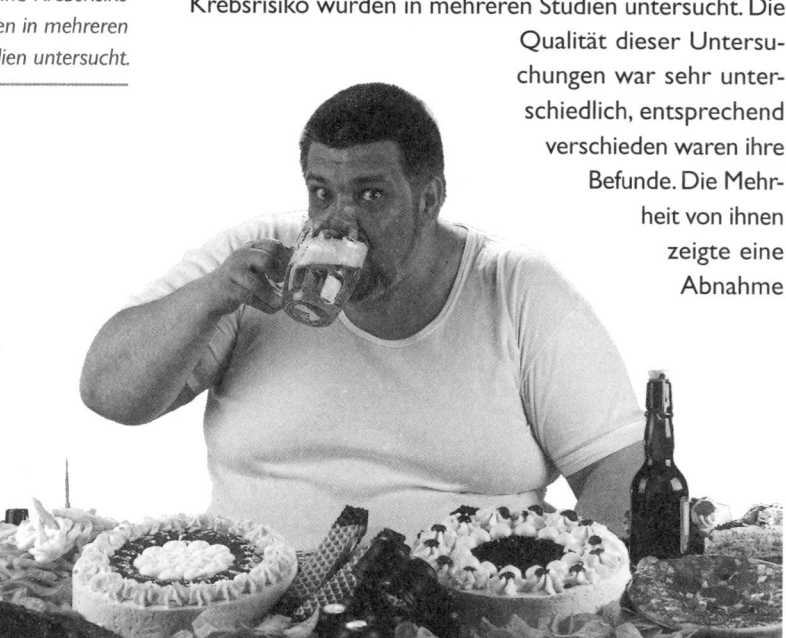

des Risikos von Dickdarm-, Prostata- und Brustkrebs bei aktiven Menschen. Aber leider zeigten andere große, sorgfältig durchgeführte Untersuchungen ein unverändertes oder sogar erhöhtes Krebsrisiko durch vermehrte körperliche Aktivität.

Wie ein Schutz durch Sport zustande kommen könnte, ist nicht bekannt. Körperliche Aktivität kann der Entstehung von Tumoren allerdings auf eine indirekte Weise vorbeugen. Regelmäßige körperliche Aktivität bewirkt eine Anregung der Darmbewegungen und eine schnellere Passage des Stuhls durch den Darm. Dadurch sind eventuell krebserregende Substanzen eine kürzere Zeit in Kontakt mit der Darmschleimhaut. Dies könnte die Erklärung des geringeren Risikos von Dickdarmtumoren bei aktiven Menschen sein. Für andere Tumorarten gibt es trotz eingehender Untersuchungen keine Hinweise darauf, wie sich körperliche Betätigung positiv auswirkt.

» Ob Sport auch auf das Wachstum von Tumoren Einfluss hat und ob dieser Einfluss positiv oder negativ ist, kann derzeit nicht beantworten werden.

Ob Sport auch auf das Wachstum von Tumoren Einfluss hat und ob dieser Einfluss positiv oder negativ ist, kann derzeit nicht beantworten werden. Nach der Entstehung einer Krebszelle wird die Entwicklung des Tumors durch zahlreiche Faktoren angeregt oder gehemmt. Die Hypothesen über den Einfluss von körperlicher Aktivität auf das Tumorwachstum sind widersprüchlich und haben sehr häufig keinen wissenschaftlichen Beleg. Vor allem die Auswirkungen auf die Immunfunktion und der Einfluss auf die Entwicklung und Vermehrung von Tumorzellen sind nicht bekannt.

Häufig werden in diesem Zusammenhang die NK-Zellen, Natürliche Killer-Zellen, erwähnt. Diese weißen Blutkörperchen bilden die erste Verteidigungslinie der Immunabwehr gegen Krankheitserreger und Tumorzellen. Es hat sich gezeigt, dass ein Ausdauertraining zu einer Zunahme der NK-Zellen führt. Dieser Befund führte in den Achtzigern und Neunzigern zu einem großen Interesse an den Möglichkeiten von körperlicher Aktivität als natürlicher Immunstimulanz und damit als Therapie gegen Tumorerkrankungen. Es wurde häufig untersucht, ob ein Ausdauertraining zur Aktivierung der Immunfunktion und damit zu einer Verlangsamung des Tumorwachstums führen kann. Die Befunde dieser Studien waren jedoch sehr widersprüchlich. Während bei einigen Tier-Experimenten körperliche Aktivität zu einer vermehrten Bildung von Metastasen und einer verkürzten Überlebenszeit führte, zeigten andere Untersuchungen genau das Gegenteil.

》 *Die Empfehlung an die Tumorpatienten, Sport zu treiben, um die Immunfunktion zu verbessern und das Risiko von Metastasen zu verringern, wird durch keinerlei wissenschaftliche Daten untermauert.*

Bald wurde klar, dass die Ergebnisse von zahlreichen Faktoren abhängig waren. Die Dauer und Intensität der Belastung, Anzahl, Typ und Lokalisation der Tumorzellen sowie die Umgebung beeinflussten die Resultate der Untersuchungen. Schon allein deswegen wäre die Übertragbarkeit dieser experimentellen Befunde auf den Menschen sehr fragwürdig.

Ob Sport oder andere körperliche Betätigungen die Aktivität des Immunsystems beeinflussen, ist von großer Bedeutung. Ob aber körperliche Betätigung das Immunsystem befähigt, Tumorzellen besser zu erkennen und zu bekämpfen, ist derzeit nicht bekannt. Die Empfehlung an die Tumorpatienten, Sport zu treiben, um die Immunfunktion zu verbessern und das Risiko von Metastasen zu verringern, wird durch keinerlei wissenschaftliche Daten untermauert. Genauso wenig begründet ist der Ratschlag, körperliche Aktivität zu unterlassen, um die Funktion des Immunsystems nicht zu beeinträchtigen.

Möglicherweise werden Sie sich hier fragen, warum Sport für Tumorpatienten empfohlen wird, wenn die Daten über die Effekte auf die Tumorerkrankung so unvollständig sind? Die Antwort auf diese Frage ist sehr einfach: Obwohl wir nicht wissen, ob körperliche Aktivität Ihrem Leben mehr Jahre geben kann, so wird sie Ihren Jahren sicherlich mehr Leben geben.

Auswirkungen von Sport und Bewegung während und nach der Behandlung

Der Mensch braucht Bewegung. Diese alte Weisheit gilt für Gesunde wie für Kranke, natürlich auch für Tumorpatienten. Trotzdem herrschte bis vor wenigen Jahren in der Medizin die Meinung vor, dass die Patienten mit chronischen Erkrankungen sich körperlich schonen sollten. Diese Empfehlung galt umso mehr für Tumorpatienten während der Bestrahlung oder der Chemotherapie.

>> *Der Mensch braucht Bewegung. Diese alte Weisheit gilt für Gesunde wie für Kranke, natürlich auch für Tumorpatienten.*

Sie basierte auf einer häufigen Beobachtung: Bei Patienten mit chronischen Erkrankungen ist die körperliche Belastbarkeit stark reduziert. Bei körperlichen Anstrengungen, wie Treppen steigen oder zügig spazieren gehen, sind die Patienten schnell erschöpft und brauchen mehrere Stunden, um sich zu erholen. Körperliche Schonung schien deswegen die logische Option, um Beschwerden zu vermeiden.

Der anhaltende Bewegungsmangel führt jedoch zu einem allmählichen Verlust an Leistungsfähigkeit. Wie der Volksmund sagt: „Wer rastet, der rostet." Dieses Problem ist umso gravierender für Patienten, die bereits als Folge der Krankheit wenig belastbar sind. Die Leistungseinbuße kann bei ihnen so ausgeprägt sein, dass sie nicht im Stande sind, die alltäglichen Tätigkeiten zu verrichten.

Mitte der 60er Jahre erkannten Kardiologen dieses Problem bei Patienten mit Herzdurchblutungsstörungen. Um die körperlichen Defizite der Herzinfarkt-Patienten zu beheben, führten sie Sportprogramme in der Rehabilitation ein. Bald merkten sie, dass regelmäßige körperliche Aktivität bei diesen Patienten nicht nur eine Zunahme der Leistungsfähigkeit bewirkte. Bei Kontrolluntersuchungen stellten sie fest, dass die Teilnehmer weniger Beschwerden und Komplikationen hatten und dass der Fortschritt der Krankheit verlangsamt worden war.

Diese Erfahrungen führten zu einem wachsenden Interesse an den Wirkungen von Sport auf Patienten mit chronischen Erkrankungen. Bald zeigte sich, dass körperliche Aktivität eine hilfreiche Begleittherapie bei vielen verschiedenen Krankheiten ist. Diese Erkenntnis führte zur Einführung von Sportprogrammen für Patienten mit Lungen- und Nierenerkrankungen, mit Osteoporose und Diabetes. Trotzdem dauerte es eine sehr lange Zeit, bis wissenschaftliche Studien über die Effekte von körperlicher Aktivität auf Tumorpatienten durchgeführt wurden. Patienten mit neoplastischen Erkrankungen, Krebs, wurden extrem vorsichtig, sozusagen wie ein rohes Ei, behandelt. Die Angst vor Überanstrengungen bei Patienten und Ärzten war ein großes Hindernis für die Einführung von Sport in der Krebsnachsorge.

>> *Der anhaltende Bewegungsmangel führt jedoch zu einem allmählichen Verlust an Leistungsfähigkeit. Wie der Volksmund sagt: „Wer rastet, der rostet."*

Die ersten Untersuchungen über die Auswirkungen von körperlicher Aktivität auf Tumorpatienten fanden Anfang der 90er Jahre in den Vereinigten Staaten statt. Kurz danach werteten deutsche Forschungsgruppen die Effekte von Sportprogrammen auf Patienten nach Chemotherapie sowie bei Patientinnen mit Brustkrebs aus.

Zu diesem Zeitpunkt herrschte noch große Unsicherheit über die Möglichkeiten von Sport während und unmittelbar nach der Therapie. Die Ergebnisse zeigten jedoch, dass regelmäßige körperliche Aktivität dem Patienten in mehreren Bereichen hilft. Mittlerweile gibt es zahlreiche Erfahrungen über die Auswirkungen von Ausdauer- und Krafttrainingsprogrammen auf Tumorpatienten.

▪ Sport und Bewegung während der Chemotherapie

Bei einer Chemotherapie erhalten die Patienten Zytostatika. Das sind Substanzen, die die Teilung sich schnell vermehrender Zellen aufhalten. In der Regel besteht die Chemotherapie aus mehreren Zyklen, die sich insgesamt über Wochen oder Monate erstrecken. In der Regel werden die Medikamente in den ersten Tagen des Zyklus verabreicht, dann nämlich, wenn sich die Krebszellen teilen. Dann sind sie besonders angreifbar. Der Zeitpunkt der Teilung lässt sich feststellen. Dann folgt eine Behandlungspause bis zur nächsten Zellteilung. Die Patienten können sich in der Behandlungspause von den Nebenwirkungen erholen. Die häufigsten von ihnen sind Übelkeit, Schwäche und Müdigkeit.

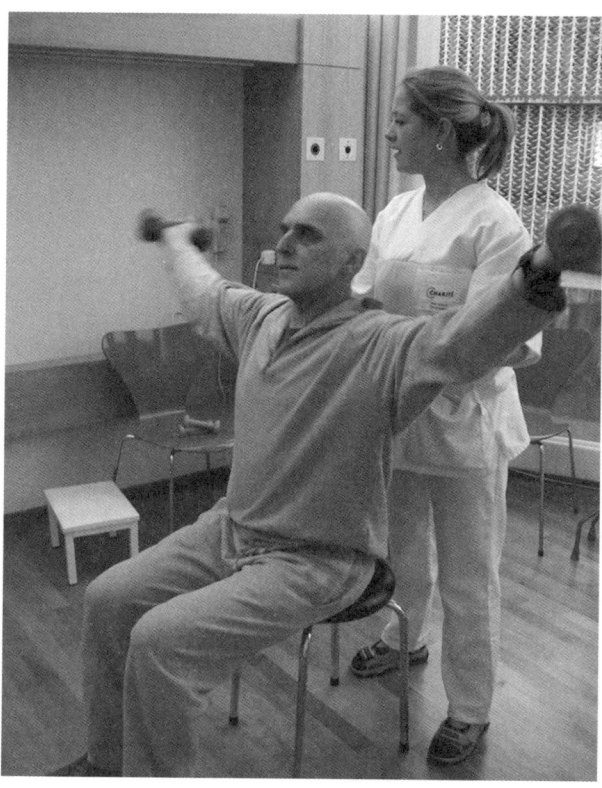

Während der Therapie nimmt bei einigen Behandlungen die Zahl der roten und weißen Blutkörperchen und der Blutplättchen ab. Es entsteht Blutarmut. Sie kann bei intensiveren Behandlungen so ausgeprägt sein, dass sie zu Fatigue, Erschöpfung, führt, weil wegen der Abnahme der roten Blutkörperchen die Sauerstoffversorgung der Zellen leidet. Weitere Folgen können eine Immunschwäche als Folge des Mangels an weißen Blutkörperchen und eine Blutungsneigung wegen der geringeren Anzahl an Blutplättchen sein. Aus diesem Grund wurde bis vor wenigen Jahren den Patienten empfohlen, sich während der Chemotherapie und in den Wochen und eventuell sogar Monaten danach zu schonen und körperliche Anstrengungen zu unterlassen. Das führte bei vielen Patienten zu einem ausgeprägten Leistungsverlust.

In den letzten Jahren haben mehrere Untersuchungen belegt, dass Sport und Bewegung auch im Verlauf einer Chemotherapie möglich und nützlich sind. Für ein Trainingsprogramm während der Behandlung müssen jedoch einige Punkte berücksichtigt werden. Während der Verabreichung von Zytostatika ist das Training wenig ratsam. Einige dieser Medikamente können die Herzfunktion beeinträchtigen beziehungsweise die Nieren schädigen. Körperliche Beanspruchung belastet aber gerade das Herz und bewirkt zudem eine Abnahme der Nierendurchblutung.

>> *In den letzten Jahren haben mehrere Untersuchungen belegt, dass Sport und Bewegung auch im Verlauf einer Chemotherapie möglich und nützlich sind.*

Es ist nicht bekannt, ob eine zusätzliche körperliche Belastung die Toxizität, Giftwirkung, der Chemotherapie stärkt. Die Zytostatika werden jedoch meistens an wenigen Tagen, in der Regel zwei bis drei, verabreicht. Eine Unterbrechung des Trainings für so wenige Tage ist unbedenklich. Deswegen hat es sich als sinnvoll erwiesen, dass die Patienten sich schonen, wenn sie ihre Medikamente erhalten. Wenn sie Begleitbeschwerden haben, sollten sie körperliche Anstrengungen so lange unterlassen, bis sie sich wieder besser fühlen. In den Tagen zwischen den Behandlungen kann das Trainingsprogramm stattfinden. Erfahrungsgemäß verbessert körperliche Aktivität in den Behandlungspausen den Allgemeinzustand und reduziert die therapiebedingte Fatigue.

Einige Patienten berichten, dass sie die Chemotherapie deutlich besser vertragen, wenn sie Sport treiben. Diese Erfahrung wird durch wissenschaftliche Untersuchungen

>> Patienten, die
ein Ausdauertraining
absolvieren, leiden
weniger unter Übel-
keit, können besser
schlafen und nehmen
nicht so stark zu.
◼

bestätigt. Patienten, die ein Ausdauertraining absolvieren, leiden weniger unter Übelkeit, können besser schlafen und nehmen nicht so stark zu. Die genaue Ursache ist nicht bekannt. Eine denkbare Erklärung ist, dass unter körperlicher Belastung die Konzentration von Botenstoffen im zentralen Nervensystem zunimmt. Diese Substanzen, vor allem das Serotonin, beeinflussen die Stimmung und den Schlaf und sind an der Entstehung der Übelkeit beteiligt.

Bei einigen Formen der Chemotherapie erhalten die Patienten Zytostatika täglich über eine längere Zeit hinweg. Diese zeitlich gestreckten Behandlungen erfolgen in geringen Dosen und sind in der Regel weniger belastend, haben geringere Nebenwirkungen und werden besser vertragen. Sehr häufig können die Patienten auch in dieser Zeit ein Trainingsprogramm aufnehmen oder fortsetzen. Voraussetzung dafür ist, dass sie sich mit dem betreuenden Arzt darüber unterhalten, um Risiken des Trainings zu besprechen.

◼ Sport und Bewegung während der Bestrahlung

Die Bestrahlung oder Radiotherapie wird in der Regel täglich über einige Tage bis mehrere Wochen durchgeführt. Nach wenigen Tagen spüren viele Patienten zunehmend Müdigkeit und Unwohlsein. Diese Beschwerden werden sehr plastisch unter die Bezeichnung Strahlenkater zusammengefasst. Obwohl die genaue Ursache nicht bekannt ist, gibt es verschiedene Ansätze, um sie zu erklären. Die Bestrahlung beschleunigt den Zellzerfall und auch die Freisetzung von freien Radikalen im Körper. Die zusätzliche

Belastung, sie abzubauen und zu entsorgen, könnte zu dem Strahlenkater führen. Die Beschwerden nehmen in der Regel während der Bestrahlung zu. Bei den meisten Patienten bilden sie sich jedoch drei bis vier Wochen nach Ende der Behandlung vollständig zurück. Nur bei wenigen Patienten halten die Beschwerden eine längere Zeit an. Dies ist vor allem der Fall bei Patienten, die über eine große Körperfläche bestrahlt werden mussten.

Auch bei diesen Patienten ist die positive Wirkung eines regelmäßigen Trainingsprogramms gut belegt. Ein Ausdauertraining, das drei- bis viermal wöchentlich durchgeführt wird, verringert die Beschwerden, verbessert die Leistungsfähigkeit und reduziert den Strahlenkater. Die Teilnehmer am Trainingsprogramm berichteten am Ende der Bestrahlung über weniger Fatigue als Patienten, die nur die alltäglichen Verrichtungen aber kein regelmäßiges Training absolviert hatten.

>> *Ein Ausdauertraining, das drei- bis viermal wöchentlich durchgeführt wird, verringert die Beschwerden, verbessert die Leistungsfähigkeit und reduziert den Strahlenkater.*

Bei der Bestrahlung des Kopfes oder des Augenhintergrundes haben die Patienten manchmal Beschwerden wie Schwindel, Gleichgewichtsstörungen oder Doppeltsehen, Diplopie. Diese Probleme beeinträchtigen die Koordination und können ein Training mit Geräten oder mit Hanteln erschweren. Das Gehen auf dem Laufband zum Beispiel kann für diese Patienten während der Bestrahlung nicht nur schwierig, sondern sogar gefährlich werden. Patienten, die diese Beschwerden haben, sollten es dem Betreuer im Fitness-Studio oder dem Übungsleiter im Verein umgehend mitteilen.

Sowohl die Chemotherapie als auch die Bestrahlung können die Blutbildung hemmen. Vor allem wenn die großen Knochen, also Brustbein, Beckenkamm oder Oberschenkel, im Bestrahlungsfeld liegen, werden das Knochenmark und damit die Blutstammzellen mitbestrahlt. Als Folge können die Konzentration des roten Blutfarbstoffs Hämoglobin und die Anzahl der weißen Blutkörperchen und Blutplättchen sinken.

>> *Wenn die Blutbildung stark eingeschränkt ist, kann auch die Zahl der weißen Blutkörperchen und der Blutplättchen so niedrig sein, dass die Infektions- und Blutungsneigung steigt.*

Der Blutmangel bewirkt sehr häufig eine Abnahme der Belastbarkeit, weil die Muskulatur zu wenig Sauerstoff bekommt. Wenn die Blutbildung stark eingeschränkt ist, kann auch die Zahl der weißen Blutkörperchen und der Blutplättchen so niedrig sein, dass die Infektions- und Blutungsneigung steigt.

Aus diesem Grund werden die Blutwerte der Patienten während der Chemotherapie oder Bestrahlung regelmäßig kontrolliert. Bei einer niedrigen Zahl von weißen Blutkörperchen ist das Infektionsrisiko erhöht. Da die meisten Infekte von einem Menschen zum anderen übertragen werden, müssen diese Patienten Ansammlungen von Menschen, zum Beispiel Gruppentraining oder Fittness-Studios während dieser Zeit meiden. Auch das Baden, das Schwimmen und das Training im Wasser sind mit einem erhöhten Risiko von Infekten verbunden.

Grundsätzlich steht zwar die Blutarmut der Aufnahme oder der Fortsetzung eines Trainings nicht entgegen. Weil aber wegen der geringeren Konzentration des Hämoglobins der Sauerstofftransport eingeschränkt ist, werden die Patienten weniger belastbar. Dieses Problem ist umso ausgeprägter, je niedriger die Hämoglobin-Konzentration ist. Deswegen muss die Belastung an das aktuelle Blutbild angepasst werden, damit die Anstrengung gleich bleibt. Das bedarf einer genaueren Erklärung.

Nehmen wir an, dass ein Patient bei einem Puls von 130 Herzschlägen pro Minute trainieren soll. Diesen Puls hat er beim Laufen bei einer Geschwindigkeit von acht Stundenkilometern. Bei der ersten Trainingssitzung hat er einen Hämoglobinwert (Hb) von 13 g/dl (Gramm pro Zehntelliter). Drei Wochen später, nachdem er eine Chemotherapie erhalten hat, liegt sein Hb bei nur 11 g/dl. Nun hat er den gewünschten Puls von 130 beim Laufen bereits bei einer Geschwindigkeit von 7 km/h. Um einen optimalen Effekt zu erreichen, muss er nun sein Training bei diesem geringeren Tempo absolvieren.

Wenn nach Ende der Chemotherapie sein Hb erneut bei 13 g/dl liegt, hat seine Leistungsfähigkeit als Folge der Anpassung, aber auch wegen der inzwischen wieder gestiegenen Konzentration von rotem Blutfarbstoff zugenommen. Nun erreicht er seinen erwünschten Puls von 130/min erst bei einer Laufgeschwindigkeit von 9 km/h. Bei dieser höheren Geschwindigkeit setzt er sein Training fort.

》 Wenn die Anzahl der Blutplättchen unter 50.000/ml liegt, sollten die Patienten wegen des Risikos von Prellungen und Blutergüssen Kontaktsportarten und Ballspiele vermeiden.

Die Blutplättchen, Thrombozyten, sind für die Blutgerinnung unentbehrlich. Die normale Anzahl von Blutplättchen liegt bei gesunden Menschen zwischen 200.000 und 300.000 pro Milliliter (ml). Nach einer Chemotherapie sind die Werte deutlich reduziert. Wenn die Anzahl der Blutplättchen unter 50.000/ml liegt, sollten die Patienten wegen des Risikos von Prellungen und Blutergüssen Kontaktsportarten und Ballspiele vermeiden.

Ausdauersportarten und Dehnungsübungen sind bei noch viel niedrigeren Werten, nämlich bis 20.000 Blutplättchen pro Milliliter möglich. Auch ein leichtes Krafttraining ist bei dieser geringen Anzahl von Blutplättchen möglich. Dabei sollte jedoch der Blutdruck eingehend kontrolliert werden. Kraftbelastungen können bei einigen Menschen Blutdruckspitzen verursachen. Wenn die Zahl der Blutplättchen deutlich reduziert ist, wird dadurch das Risiko einer Einblutung durch geplatzte Gefäße erheblich erhöht. Bei Blutungszeichen, Schmerzen oder Schwellungen muss die Belastung sofort abgebrochen und Rücksprache mit dem betreuenden Arzt gehalten werden.

Eine Operation stellt selbstverständlich eine absolute Kontraindikation für Sport dar. Für die Wundheilung sind in der Regel zwei bis drei Wochen notwendig. Während dieser Zeit wachsen die Gewebe zusammen. Deswegen sollten alle Belastungen der operierten Stelle vermieden werden. Die Frage, wann die zusammengewachsenen Gewebe wieder belastbar sind, ist unterschiedlich und hängt sehr stark von dem Ausmaß der Operation ab. Aus diesem Grund darf die körperliche Mobilisierung nur nach Rücksprache mit dem Chirurgen beginnen.

>> Es gibt sehr wenig Erfahrung mit Sport während einer Immuntherapie. Deswegen kann keine allgemein gültige Empfehlung formuliert werden.

Bei einer Immuntherapie werden die Abwehrkräfte des Patienten gegen die Tumorzellen aktiviert. Die Patienten erhalten dabei Substanzen wie Zytokine oder Interferon, welche die Funktion der Zellen des Immunsystems anregen. Der Körper reagiert auf diese Behandlung in einer ähnlichen Weise wie bei einem grippalen Infekt. Die Immuntherapie verursacht häufig Nebenwirkungen wie Müdigkeit, Fieber und Schüttelfrost. Diese Beschwerden halten in der Regel eine kurze Zeit an. Sie werden jedoch von einigen Patienten als sehr belastend empfunden. Es gibt sehr wenig Erfahrung mit Sport während einer Immuntherapie. Deswegen kann keine allgemein gültige Empfehlung formuliert werden. Patienten, die während der Behandlung ein Sportprogramm anfangen oder fortsetzen möchten, sollten sich darüber mit dem behandelnden Arzt unterhalten.

Eine spezielle Situation ist die Behandlung mit Antikörpern bei Patientinnen mit Brustkrebs. Das Medikament namens Herceptin bindet sich an gewisse Strukturen der Tumorzellen und zerstört sie. Diese Strukturen sind jedoch auch in anderen Zellen vorhanden, zum Beispiel in den Herzmuskelzellen. Einige Patienten können aus diesem Grund im Laufe der Zeit eine Einschränkung der Herzfunktion entwickeln. Deswegen wird bei allen Patientinnen, die eine Herceptin-Behandlung erhalten, die Herzfunktion regelmäßig kontrolliert. Die Therapie erstreckt sich in der Regel über mehrere Monate.

>> *Deswegen wird bei allen Patientinnen, die eine Herceptin-Behandlung erhalten, die Herzfunktion regelmäßig kontrolliert.*

Es ist nicht bekannt, wie sich in dieser Zeit eine zusätzliche körperliche Belastung auf die Herzfunktion auswirkt. Frauen, die während einer Herceptin-Behandlung Sport treiben möchten, müssen sich einer engmaschigen Kontrolle der Leistungsfähigkeit des Herzens, zum Beispiel durch Ultraschalluntersuchungen, unterziehen.

Zur Behandlung von Brust- und Prostatakrebs werden häufig Medikamente eingesetzt, welche die Produktion und die Funktion von Sexualhormonen beeinflussen. Diese Medikamente verursachen sehr unterschiedliche Nebenwirkungen; die häufigsten sind Müdigkeit, Hitzewallungen, Unwohlsein, Beschwerden im Magen-Darm-Trakt und Abnahme der Libido. Bei diesen Patienten ist ein Sportprogramm nicht kontraindiziert. Ganz im Gegenteil, regelmäßige körperliche Aktivität kann bei ihnen eine Zunahme der Vitalität und eine Verbesserung der Muskelfunktion bewirken.

Was tun gegen Nebenwirkungen?

Die Behandlung und die Nachsorge von onkologischen Erkrankungen wurden in den letzten Jahren durch neue Medikamente und Chemotherapie-Kombinationen, genauere Kenntnisse der Krankheitsentstehung und bessere chirurgische Techniken bereichert. Bei mehreren Krankheiten haben diese Fortschritte eine Verbesserung der Prognose und eine Verlängerung der Überlebenszeit ermöglicht.

Die meisten Tumorbehandlungen sind jedoch mit erheblichen Nebenwirkungen behaftet. Die Krebsbehandlung basiert traditionell auf den drei Säulen Chemotherapie, Bestrahlung und Operation. Bei gewissen Tumoren, etwa Brustkrebs bei der Frau und Prostatakrebs beim Mann, können diese Behandlungen durch eine hormonelle Therapie ergänzt werden, um das Wachstum des Tumors zu verlangsamen. Bereits seit einigen Jahren werden weitere Verfahren wie zum Beispiel die Immuntherapie angewendet. Bei dieser Behandlung wird das Immunsystem des Patienten so aktiviert, dass es besonders aggressiv gegen die Tumorzellen vorgeht.

> In letzter Zeit wurden ganz neue Medikamente eingeführt, die auf völlig anderen Wirkprinzipien basieren wie etwa die Hemmung der Blutversorgung der Tumorzellen oder der Produktion von Enzymen, welche die Tumorzellen am Leben erhalten.

In letzter Zeit wurden ganz neue Medikamente eingeführt, die auf völlig anderen Wirkprinzipien basieren wie etwa die Hemmung der Blutversorgung der Tumorzellen oder der Produktion von Enzymen, welche die Tumorzellen am Leben erhalten. Diese Therapien haben dazu geführt, dass heute mehr als zwei Drittel der Tumorpatienten geheilt werden können. Bei noch mehr Patienten kann eine Remission, Rückbildung, erreicht werden. Wenn am Ende der Behandlung keine Tumorzellen mehr nachweisbar sind, redet man von einer kompletten, wenn noch ein Teil des Tumors besteht, von einer parziellen Remission.

Bei all diesen Behandlungen treten Nebenwirkungen auf, die bei gewissen Verfahren eine erhebliche Ausprägung erreichen können. Häufig spüren die Patienten die Nebenwirkungen während der Behandlung, bei Dauertherapien, wie zum Beispiel mit Hormonen, entsprechend länger. In einigen Fällen verursachen die Nebenwirkungen der Behandlung dauerhafte Veränderungen etwa der Lungen oder der Nerven. Diese Faktoren müssen bei der Gestaltung eines Trainingsprogramms berücksichtigt werden.

▪ Auswirkungen der Behandlung auf die Herzfunktion

Einige Medikamente können die Herztätigkeit beeinträchtigen. Dieses Problem kommt besonders häufig bei einer Gruppe von Substanzen vor, den Anthrazyklinen. Diese Zellgifte gehören zu den wirksamsten gegen Tumoren. Viele Patienten mit Lymphomen und Brustkrebs können sich wegen ihrer kräftigen lila oder rosaroten Farbe sehr gut an sie erinnern. Eine Einschränkung der Herzfunktion oder eine Herzdurchblutungsstörung sind möglich, wenn diese Medikamente in höherer Dosierung verabreicht werden, etwa bei einer Hochdosis-Chemotherapie. Selten können Bestrahlungen der Brust oder des ganzen Körpers vor einer Stammzelltransplantation eine Entzündung des Herzens und längerfristig einen Verlust an Herzfunktion bewirken. Diese Kardiotoxizität, Giftwirkung auf das Herz, zeigt sich vor allem durch Luftknappheit bei körperlichen Anstrengungen, gelegentlich auch durch Schwellungen der Beine und Muskelschmerzen.

>> *Einige Medikamente können die Herztätigkeit beeinträchtigen.*

Bei einer Herzinsuffizienz, Herzschwäche, ist die Leistungsfähigkeit eingeschränkt. Um Beschwerden wie Luftknappheit, Schwellungen der Beine und Muskelschmerzen zu vermeiden, wurde früher den Patienten mit Herzinsuffizienz Schonung und Ruhe empfohlen. In den letzten 10 Jahren wurde diese Einstellung jedoch grundsätzlich revidiert. Mittlerweile gehört körperliches Training zu den Grundmaßnahmen für die Behandlung der Herzinsuffizienz.

» Neue Ergebnisse weisen darauf hin, dass ein Trainingsprogramm über mehrere Monate bei mittlerer bis hoher Intensität die Herzmuskulatur kräftigt und die Pumpleistung des Herzens verbessert.

Neue Ergebnisse weisen darauf hin, dass ein Trainingsprogramm über mehrere Monate bei mittlerer bis hoher Intensität die Herzmuskulatur kräftigt und die Pumpleistung des Herzens verbessert. Obwohl Ausmaß und Dauer dieser Effekte noch nicht endgültig geklärt worden sind, werden die Sauerstoffbelieferung der Muskulatur und damit die Energiebereitstellung von Patienten mit Herzschwäche durch Sport sehr günstig beeinflusst. Die Patienten haben deswegen deutlich weniger Beschwerden und sind viel leistungsfähiger.

Über die Auswirkungen eines Trainingsprogramms bei Herzinsuffizienz, die die Folge einer Chemotherapie ist, gibt es jedoch sehr wenig Erfahrung. Patienten, die nach einer Chemotherapie eine Herzschwäche entwickelt haben und Sport treiben möchten, sollten sie sich darüber mit ihrem Arzt unterhalten. Bei den meisten Patienten wird ein Trainingsprogramm möglich, wenn die akuten Nebenwirkungen wie Luftnot oder Beinschwellungen durch eine geeignete Behandlung verschwunden sind.

■ Auswirkungen der Behandlung auf die Lungenfunktion

Die Lungen gehören zu den Organen, an denen sich am häufigsten Tochtergeschwulste, Metastasen, eines anderswo sitzenden Tumors bilden. Diese Metastasen bedrohen die Lungenfunktion in verschiedener Weise. Sie können auf die Atemwege drücken und sie blockieren, gesundes Lungengewebe vernichten oder verdrängen und Flüssigkeiten produzieren, die in die Pleura, also die Spalte zwischen der Lunge und der Brustwand, fließen. Ein solcher Pleura-Erguss drückt die Lunge zusammen und reduziert damit die Menge an Luft, die eingeatmet werden kann.

Auch die Therapie kann die Lungenkapazität verschlechtern, wenn nämlich Medikamente und Bestrahlungen der Brust das Funktionsgewebe der Lunge verletzen. Das kann zu einer Lungenfibrose, einer Ansammlung von bindegeweblichen Narben führen. Auch chirurgische Eingriffe tragen manchmal zu diesen Funktionsdefiziten bei. Als Folge einer Lungenoperation zur Entfernung einer Metastase oder eines Tumors wird der gesamte Lungenvolumen kleiner. Auch das bewirkt eine Abnahme der Vitalkapazität, der Menge an Luft, die ein Mensch ein- und ausatmen kann. Die Folgen dieser Veränderungen sind Kurzatmigkeit schon bei geringen Anstrengungen und eine reduzierte Belastbarkeit.

Ähnlich wie bei den Patienten mit Herzinsuffizienz kann ein regelmäßiges Training auch bei Patienten mit krankheits- oder behandlungsbedingten Lungenveränderungen eine deutliche Zunahme der Leistungsfähigkeit bewirken. Sie ist jedoch nicht auf eine Verbesserung der Lungenfunktion zurückzuführen. In der Tat bilden sich die Veränderungen der

>> *Ähnlich wie bei den Patienten mit Herzinsuffizienz kann ein regelmäßiges Training auch bei Patienten mit krankheits- oder behandlungsbedingten Lungenveränderungen eine deutliche Zunahme der Leistungsfähigkeit bewirken.*

Lungenstruktur durch körperliche Aktivität nicht zurück. Das regelmäßige Training bewirkt jedoch eine Reihe von Anpassungen des Kreislaufes und der Muskulatur. Diese Anpassungen verbessern die Durchblutung deutlich und führen zu einer Entwicklung und Zunahme der Muskelmasse. Die Versorgung der Muskeln mit Sauerstoff und Nährstoffen und der Abtransport von Abfallprodukten des Stoffwechsels werden dadurch vereinfacht. Die Energiebereitstellung wird effektiver, und die Patienten brauchen sich beim Sport und anderen körperlichen Tätigkeiten nicht so sehr anzustrengen.

>> *Bei Patienten mit stark eingeschränkter Lungenfunktion sind manchmal spezielle Maßnahmen erforderlich, damit sie an einem Trainingsprogramm teilnehmen können.*

Bei Patienten mit stark eingeschränkter Lungenfunktion sind manchmal spezielle Maßnahmen erforderlich, damit sie an einem Trainingsprogramm teilnehmen können. In einigen Fällen ist es sogar notwendig, dass die Patienten während der Übungen zusätzlich Sauerstoff durch eine Nasensonde erhalten. Das erlaubt ein viel intensiveres und viel wirksameres Training.

■ Auswirkungen der Behandlung auf die Muskulatur

Zur Behandlung von Tumorerkrankungen werden Medikamente benutzt, die das Tumorwachstum hemmen. Zu diesen Mitteln gehören die Glukokortikoide, also Kortison und ähnliche Substanzen. Diese Medikamente hemmen die Vermehrung von Zellen, verkleinern damit den Tumor und lindern auch die Tumorschmerzen. Aus diesen Gründen werden sie häufig bei Metastasen oder bei Lymphknotenkrebs eingesetzt. Zu den Wirkungen der Glukokortikoide gehören jedoch auch eine starke Abnahme der Muskelmasse, ein Myopathie, und eine Schwächung der einzelnen

Muskeln. Zusätzlich wird die Energiebereitstellung in den Muskelfasern gehemmt, die Muskeln ermüden schneller und halten keine hohen Belastungen aus. Dieses Problem ist umso ausgeprägter, je länger die Glukokortikoide eingesetzt werden und je höher die Dosierung ist.

Aber der Verlust an Muskelmasse ist nicht die einzige negative Nebenwirkung der Glukokortikoide. Sie lösen auch eine Osteoporose aus, indem sie die Knochendichte verringern, und sie schwächen die Sehnen und Bänder. Dadurch sind die Patienten insgesamt weniger belastbar und anfälliger für Verletzungen. Die Gelenke von Patienten, die Glukokortikoide in höheren Mengen über eine längere Zeit erhalten, neigen zu frühzeitigem Verschleiß. Das betrifft besonders häufig das Hüftgelenk.

Gerade für Patienten mit behandlungsbedingten muskulären Problemen ist regelmäßige körperliche Aktivität eine der wichtigsten begleitenden Maßnahmen in der Krebsnachsorge. Ein Ausdauer- und Krafttraining kann die Muskelfunktion deutlich verbessern. Bereits nach wenigen Trainingstagen nehmen die Leistungsfähigkeit und die Muskelkraft deutlich zu. Das macht die alltäglichen Verrichtungen für die Patienten viel weniger anstrengend. Die Stärkung der Sehnen, Bänder und anderer Strukturen des Halteapparats führt zu einem besseren Schutz der Gelenke und dadurch zu einer Abnahme des Risikos von Verschleißerscheinungen.

>> *Gerade für Patienten mit behandlungsbedingten muskulären Problemen ist regelmäßige körperliche Aktivität eine der wichtigsten begleitenden Maßnahmen in der Krebsnachsorge. Ein Ausdauer- und Krafttraining kann die Muskelfunktion deutlich verbessern.*

▪ Auswirkungen der Behandlung auf das Nervensystem

Einige Zytostatika schädigen die Nerven. Die Patienten berichten über Kribbeln oder Brennen in den Fingern, Unterschenkeln und Füßen, über Einschränkungen der Empfindlichkeit und, in besonders ausgeprägten Fällen, über Kraftverlust, Schwäche oder Gehstörungen. Diese Nebenwirkungen einer Tumortherapie sind leider schwer zu behandeln. Zum Glück bilden sie sich bei vielen Patienten im Laufe der Zeit teilweise, bei einigen vollständig zurück. Die geschilderten Probleme sind eine seit langem bekannte Komplikation der Chemotherapie.

Erst vor einigen Jahren wurde festgestellt, dass die Chemotherapie und die Bestrahlung von Kopftumoren auch die Funktion des zentralen Nervensystems längerfristig beeinträchtigen können. Viele Patienten berichten nach Abschluss der Chemotherapie oder unmittelbar nach der Bestrahlung über Konzentrationsschwäche, Gedächtnisschwund und Motivationsverlust. Sie fühlten sich, als hätten sie „einen Nebelschleier um den Kopf". Aus diesem Grund wird das Problem im englischen Sprachraum „chemo-fog", also Chemotherapie-Nebel, genannt.

Die Veränderungen vollziehen sich manchmal schleichend und werden von den Betroffenen erst nach einiger Zeit wahrgenommen. Die genauen Mechanismen der Veränderungen sind nicht bekannt. Mittlerweile weiß man aber, dass sie nicht auf eine psychische Krankheit, etwa eine Depression, sondern auf die Nebenwirkungen der Chemotherapie zurückzuführen sind. Leider gibt es für die Behandlung dieser Beschwerden keine erprobte Therapie.

》 *Viele Patienten berichten nach Abschluss der Chemotherapie oder unmittelbar nach der Bestrahlung über Konzentrationsschwäche, Gedächtnisschwund und Motivationsverlust.*

Doch auch für Patienten mit Nervenschäden ist sportliche Betätigung sehr sinnvoll. Manchmal ist eine Anpassung an den speziellen körperlichen Zustand notwendig; das gilt vor allem für Patienten mit Gangstörungen. Eine für die Patienten sehr wichtige Information ist, dass Trainingsprogramme keine Verbesserung der Nervenfunktion bewirken. Und die Effekte von Sport und Bewegung auf die kognitive Funktion des Gehirns, den Denk- und Lernprozess, sind noch nicht bekannt.

Einige Untersuchungen mit Tieren haben gezeigt, dass ein Ausdauertraining zu einer vermehrten Teilung von Zellen in Bereichen des zentralen Nervensystems führt, die für das Gedächtnis zuständig sind. Ob diese interessanten Befunde auf den Menschen übertragen werden können, ist noch nicht bekannt.

▪ Auswirkungen der Behandlung auf die Blutbildung

>> *Die Chemotherapie und eine Bestrahlung über die großen Knochen, also Brustbein, Beckenkamm und Oberschenkel, können die Funktion des Knochenmarkes beeinträchtigen und dadurch die Blutbildung einschränken.*

Die Chemotherapie und eine Bestrahlung über die großen Knochen, also Brustbein, Beckenkamm und Oberschenkel, können die Funktion des Knochenmarkes beeinträchtigen und dadurch die Blutbildung einschränken. Von diesem Problem werden alle drei Blutzellarten, nämlich die roten und die weißen Blutkörperchen und die Blutplättchen betroffen. Die Hemmung der Blutbildung kann bei den Patienten unterschiedliche Probleme verursachen. Die Abnahme der Anzahl der roten Blutkörperchen geht mit einer Reduktion der Menge an rotem Blutfarbstoff, Hämoglobin, einher, der den Sauerstoff von den Lungen in die Organe transportiert. Diese Blutarmut, Anämie, behindert die Energieherstellung; die Patienten fühlen sich häufig müde und sind weniger belastbar. Das betrifft sowohl die körperliche Leistungsfähigkeit als auch die mentalen Funktionen wie Gedächtnis, Konzentration und Aufmerksamkeit. Die Blutarmut kann in manchen Fällen so ausgeprägt sein, dass eine Bluttransfusion oder die Gabe von Wachstumsfaktoren für die Blutbildung, Erythropoetin und Darbepoetin, erforderlich ist, um die Beschwerden zu lindern. Dies ist häufig der Fall, wenn die Konzentration von Hämoglobin unter 10 Gramm pro Zehntelliter liegt.

>> *Aber die Erfahrung hat gezeigt, dass auch Patienten mit einer ausgeprägten Anämie trainieren können, vorausgesetzt, dass die Belastungsintensität ihren Möglichkeiten anpasst wird.*

Die Einschränkung der Leistungsfähigkeit als Folge reduzierter Sauerstoffversorgung war der Grund der Empfehlung, dass sich die Patienten schonen und anstrengende Tätigkeiten meiden sollten. Aber die Erfahrung hat gezeigt, dass auch Patienten mit einer ausgeprägten Anämie trainieren können, vorausgesetzt, dass die Belastungsintensität ihren Möglichkeiten anpasst wird.

Die Einschränkung der Blutbildung kann auch zu einer verminderten Produktion von weißen Blutkörperchen und Blutplättchen führen. Diese Veränderungen haben keinen Einfluss auf die körperliche Leistungsfähigkeit. Jedoch ist die Immunabwehr bei einer zu geringen Anzahl von weißen Blutkörperchen eingeschränkt. Aus diesem Grund müssen die Patienten beim Training besonders auf Hygienemaßnahmen achten. Dazu gehören unter anderem, Menschengruppen zu meiden, bei Benutzung von Trainingsgeräten und Gegenständen die Griffe gründlich zu reinigen, und beim Training außerhalb des eigenen Zuhauses einen Mundschutz zu tragen und die Hände sorgfältig zu desinfizieren. Wegen des größeren Infektionsrisikos ist diesen Patienten vom Training im Wasser, also Schwimmen und Aquafitness, abzuraten, so lange die Anzahl der weißen Blutkörperchen zu gering ist.

Die Blutplättchen sind für die Blutgerinnung notwendig. Wenn ihre Anzahl stark reduziert ist, besteht bei den Patienten eine Blutungsneigung. Dieses Problem bedeutet nicht unbedingt ein Trainingsverbot. Ein Ausdauertraining und sogar ein leichtes Krafttraining sind sogar bei einer sehr geringen Anzahl von Blutplättchen möglich. Kontaktsportarten und Aktivitäten, die mit einem höheren Verletzungsrisiko einhergehen, sind jedoch zu vermeiden.

Neue Untersuchungen weisen daraufhin, dass ein regelmäßiges Training die Blutbildung anregen kann. Dieser Punkt ist besonders wichtig für Patienten, die eine intensive Chemotherapie bekommen und aus diesem Grund stationär aufgenommen werden müssen. Regelmäßige körperliche Betätigung bereits im Krankenhaus führt bei diesen Patienten zu einer schnelleren Erholung des Knochenmarks und damit der Blutbildung. Da sich die Blutwerte schneller verbessern, können die Patienten früher aus dem Krankenhaus entlassen werden.

>> *Regelmäßige körperliche Betätigung bereits im Krankenhaus führt bei diesen Patienten zu einer schnelleren Erholung des Knochenmarks und damit der Blutbildung.*

▪ Auswirkungen der Behandlung auf die Verdauungsorgane

Für Leistung ist Energie notwendig. Diese Energie gewinnt der Körper mit Hilfe des Sauerstoffes aus Nährstoffen. Die Verdauung der Lebensmittel und die Aufnahme der darin enthaltenen Nährstoffe sind nur mit einem ausreichend funktionierenden Magen-Darm-System möglich.

Dieses System besteht aus mehreren Teilen, nämlich aus Hohlorganen, wie der Speiseröhre, dem Magen, dem Darm, der Blase, und aus soliden Organen wie den Mundspeicheldrüsen, der Bauchspeicheldrüse, der Niere und der Leber.

» *Die Krebsbe-handlung kann ne-gative Auswirkungen auf alle Verdauungs-organe haben.*

Die Krebsbehandlung kann negative Auswirkungen auf alle Verdauungsorgane haben. Die offensichtlicheren Effekte entstehen bei Operationen am Magen-Darm-Trakt. Die Entfernung, Resektion, des gesamten oder eines Teiles des Magens beziehungsweise des Zwölffingerdarmes verringert die für die Verdauung und die Aufnahme von Nährstoffen verfügbare Fläche. Bei der Resektion eines Teiles des Dickdarmes ist sehr häufig die Anlage eines künstlichen Darmausgangs erforderlich.

Operationen an der Bauchspeicheldrüse reduzieren die Produktion von Verdauungsfermenten. Diese Eiweiße sind für die Zerlegung von Fetten und Kohlenhydraten im Darm erforderlich. Ein Mangel an Verdauungsfermenten schränkt die Nährstoffaufnahme stark ein und löst Beschwerden wie Blähungen und Durchfall aus. Die Bauchspeicheldrüse produziert auch das Hormon Insulin. Dieses Hormon reguliert den Zuckerstoffwechsel im Körper. Wird ein Teil der Bauchspeicheldrüse entfernt, sinkt die Insulinproduktion, Blutzuckerkrankheit, Diabetes, kann die Folge sein.

» *Auch die Radiotherapie birgt Gefahren für die Funktion der Verdau-ungsorgane.*

Auch die Radiotherapie birgt Gefahren für die Funktion der Verdauungsorgane. Eine Bestrahlung im Mund- und Halsbereich kann die Produktion von Speichel stark einschränken, weil auch Schleimhautzellen abgetötet werden. Die als sehr unangenehm empfundene Mundtrockenheit beeinträchtigt die Geschmacksempfindung und behindert das Schlucken.

Die Chemotherapie kann Entzündungen der Schleimhäute, eine Mucositis, auslösen, weil, wie bereits beschrieben, die Zellgifte alle sich schnell teilenden Zellen, also auch die Schleimhautzellen, angreifen. Die Entzündung kann bei gewissen Behandlungen wie zum Beispiel die Hochdosis-Chemotherapie sehr ausgeprägt sein. Schmerzen im Mund- und Halsbereich, Schluckbeschwerden, Durchfall und Völlegefühl wegen einer Reizung der Magenschleimhaut können die Aufnahme von Nährstoffen durch den Mund unmöglich machen, so dass die Patienten künstlich ernährt werden müssen. Diese Beschwerden halten glücklicherweise nur kurz an und bilden sich in der Regel wenige Tage nach Abschluss der Chemotherapie vollständig zurück.

All diese Veränderungen können einen erheblichen Einfluss auf die körperliche Belastbarkeit haben. Die wichtigste Voraussetzung für den Erfolg eines Trainingsprogramms ist die Anpassung der Muskulatur und anderer Körperstrukturen an Leistungssteigerungen. Diese Anpassung kann nur erfolgen, wenn die Zufuhr von Nährstoffen den täglichen Bedarf deckt. Körperliche Belastungen bei unzureichender Ernährung bewirken genau das Gegenteil einer positiven Anpassung.

Um Energie zu gewinnen, zehrt der Körper an der eigenen Substanz. Die Muskeln werden schwächer, die Leistungsfähigkeit wird immer geringer. Für Patienten, die ein Trainingsprogramm absolvieren möchten, ist eine ausgeglichene Energiebilanz notwendig, das heißt, sie müssen so viel Nährstoffe, also Eiweiß, Fett, Kohlenhydrate, Flüssigkeit, Vitamine und Mineralien, aufnehmen wie der Körper braucht.

Ausgedehnte Operationen am Magen-Darm-Trakt machen unter Umständen eine spezielle Ernährungsberatung nötig. Beschwerden wie Bauchschmerzen, Blähungen und Durchfall können durch körperliche Belastungen verstärkt werden. Patienten, die darunter leiden, sollten das Training unterbrechen und Rücksprache mit ihrem Arzt nehmen.

>> *Für Patienten, die ein Trainingsprogramm absolvieren möchten, ist eine ausgeglichene Energiebilanz notwendig, das heißt, sie müssen so viel Nährstoffe, also Eiweiß, Fett, Kohlenhydrate, Flüssigkeit, Vitamine und Mineralien, aufnehmen wie der Körper braucht.*

▪ Schmerzen

Schmerzen können bei Tumorpatienten aus sehr unterschiedlichen Gründen entstehen. Häufige Ursache ist, dass ein Tumor oder eine Metastase auf Nerven drückt, etwa auf die in der Knochenhaut. Die Beschwerden können auch Folge einer Operation, zum Beispiel durch Narbenbildung oder Nervendurchtrennung, sein. In einigen Fällen, etwa bei Rückenschmerzen, Schmerzen wegen einer Verkürzung der Muskulatur oder einer Fehlhaltung, kann regelmäßige Gymnastik helfen, die Schmerzen zu lindern. Das lässt sich dadurch erklären, dass durch die Belastung die Durchblutung zunimmt. Die Muskeln, Sehnen und Bänder werden aufgewärmt und die Energieherstellung und -bereitstellung wird vereinfacht. Die Abfallprodukte des Stoffwechsels werden schneller abtransportiert.

> **》** *In einigen Fällen, etwa bei Rückenschmerzen, Schmerzen wegen einer Verkürzung der Muskulatur oder einer Fehlhaltung, kann regelmäßige Gymnastik helfen, die Schmerzen zu lindern.*

Diese Veränderungen führen dazu, dass die gereizten und verspannten Muskeln sich entspannen. Anders gesagt, hat körperliche Aktivität auf die Muskulatur die gleiche Wirkung wie eine Wärmflasche. Bei einer zu starken Belastung werden jedoch Strukturen überbeansprucht und Zellen zerstört. Wenn die die Zellen des Immunsystems die Zellruinen beseitigen, entsteht eine Entzündung, die zu einer Zunahme der Beschwerden führt.

Für Patienten mit chronischen Schmerzen gilt denn auch die Faustregel: Wenn die Beschwerden nach fünf bis zehn Minuten abnehmen, wenn also die Muskeln und Gelenke bereits besser durchblutet werden, war die Belastungsintensität richtig, und das Training kann fortgesetzt werden. Wenn die Schmerzen zunehmen, sollte der Patient die Belastung abbrechen, Rücksprache mit dem Arzt oder Physiotherapeuten halten und es das nächste Mal eventuell bei geringerer Intensität erneut versuchen. Ein wirksames, richtig dosiertes Training darf nie Schmerzen verursachen. Die Belastung muss immer unterhalb der Schmerzgrenze bleiben. Wenn also nach 30 Minuten Laufen Kniebeschwerden einsetzen, sollte das Training auf 20 bis 25 Minuten begrenzt bleiben. Wenn nach 10 Liegenstützen Schmerzen in der Schulter eintreten, müssen sechs bis sieben Liegestütze ausreichen.

>> *Die Belastung muss immer unterhalb der Schmerzgrenze bleiben.*

▪ Übelkeit

Die Krebstherapie verursacht häufig Übelkeit durch die Reizung der Magenschleimhaut und bestimmte Areale im zentralen Nervensystem. Mittlerweile gibt es sehr wirksame Medikamente dagegen, doch bei einigen Patienten bleibt die Übelkeit trotzdem ein sehr belastendes Problem. Gelegentlich spüren die Patienten diese Beschwerden sogar noch längere Zeit nach Abschluss der Behandlung.

Mehrere Studien haben gezeigt, dass ein regelmäßiges Ausdauertraining die Übelkeit während der Chemo- oder Radiotherapie bekämpft. Dies ist vor allem der Fall, wenn die Patienten mit dem Training bereits einige Tage vor der Chemotherapie oder Bestrahlung angefangen haben. Wenn die Übelkeit ausgeprägt ist oder sogar zu Erbrechen führt, sind ein paar Tage Trainingspause ratsam, bis die Beschwerden abgeklungen sind. Dies gilt übrigens auch bei anderen Beschwerden des Magen-Darm-Traktes wie Bauchkrämpfen oder Durchfall. Diese Probleme nehmen durch körperliche Anstrengungen in der Regel zu. Bevor das Training wieder aufgenommen wird, sollte eine Rücksprache mit dem Arzt erfolgen, um die genauen Ursachen der Beschwerden zu klären.

>> *Mehrere Studien haben gezeigt, dass ein regelmäßiges Ausdauertraining die Übelkeit während der Chemo- oder Radiotherapie bekämpft.*

▪ Knochenbefall

Tumoren können Metastasen in den Knochen bilden. Auch einige Tumorerkrankungen der weißen Blutkörperchen, ein Plasmozytom oder Lymphome, können die Knochen befallen. Dabei ersetzen die Krebszellen die Knochensubstanz, so dass die Belastbarkeit der Knochen und die Stabilität des Halteapparats geringer werden. In diesen Fällen ist eine Untersuchung des Knochenzustandes durch Röntgenbilder, Computertomographie oder Kernspintomographie erforderlich, um das Risiko eines Knochenbruches einzuschätzen. Häufig ist auch für Patienten mit Knochenmetastasen ein angepasstes Training möglich. Die Entscheidung, welche körperlichen Belastungen und welche Sportarten für diese Patienten in Frage kommen, kann nur nach Rücksprache mit einem erfahrenen Arzt getroffen werden.

>> *Häufig ist auch für Patienten mit Knochenmetastasen ein angepasstes Training möglich.*

Wie bereits geschildert, stellen die Auswirkungen von Sport und Bewegung auf das Herz, die Lungen, die blutbildenden Organe und den Halteapparat genau das Gegenteil der Nebenwirkungen der Krebsbehandlungen dar. Mit anderen Worten: Während die Chemotherapie die Herzfunktion einschränken kann, verbessert körperliche Aktivität die Pumpleistung des Herzens.

Das betrifft auch andere Nebenwirkungen der Krebstherapie: Der Verlust an Muskelmasse und an Vitalkapazität der Lunge, die Abnahme des Blutvolumens, die Einschränkung der Blutbildung, all diesen Erscheinungen kann ein geeignetes Training entgegenwirken. Aus diesem Grund werden Sport und Bewegung seit einiger Zeit benutzt, um die Nebenwirkungen der Behandlung zu reduzieren und die Defizite aufzuheben, die als Folge der Krebstherapie entstehen.

Sport und Bewegung gegen Fatigue

Die wahrscheinlich wichtigste Aufgabe für Sport und Bewegung in der Krebstherapie und -nachsorge ist die Bekämpfung der Fatigue. Dieser Begriff stammt aus dem Englischen und fasst die häufigsten Beschwerden der Patienten mit Tumorerkrankungen zusammen, nämlich die starken Einschränkungen der körperlicher Leistungsfähigkeit und die ausgeprägte Erschöpfung. Im Deutschen wird Fatigue häufig als Müdigkeit oder Abgeschlagenheit bezeichnet, jedoch ist Erschöpfungszustand eine zutreffendere Übersetzung, denn Fatigue weist sowohl auf eine lange Dauer als auch auf eine starke Ausprägung der Beschwerden hin.

>> *Die wahrscheinlich wichtigste Aufgabe für Sport und Bewegung in der Krebstherapie und -nachsorge ist die Bekämpfung der Fatigue.*

Die Fatigue ist die häufigste Form der Beschwerden während der Behandlung und in der Frühphase der Nachsorge. Der Anteil der Krebspatienten, die nach Chemotherapie und Bestrahlung unter Erschöpfung leiden, wird auf über 70 Prozent geschätzt. Häufig schränken diese Beschwerden die Arbeitsleistung und das Freizeitverhalten stark ein. Dadurch erschweren sie die Wiederaufnahme des Alltagslebens. Für viele Patienten ist eine enorme Anstrengung notwendig, um Alltäglichkeiten wie Treppensteigen oder Spazierengehen zu bewältigen.

Die Einschränkung der körperlichen Leistungsfähigkeit ist auf mehrere Faktoren zurückzuführen. Zu den häufigsten zählen die Blutarmut als Folge der Krankheit und der Chemotherapie oder Bestrahlung, die Abnahme der Muskelmasse und die Verringerung der Vitalkapazität, also des Luftvolumens der Lunge. Auch andere Faktoren wie die Einnahme von Beruhigungs- oder Schlafmitteln, eine anhaltende Entzündung oder zusätzliche Erkrankungen können die Leistungsfähigkeit von Tumorpatienten beeinträchtigen. Die Erschöpfung und die Leistungseinbußen wurden bis vor wenigen Jahren als unvermeidliche Folge von Erkrankung und Behandlung akzeptiert. Damals wurde den Patienten empfohlen, sich körperlich zu schonen. Diese Empfehlungen kann jedoch ein paradoxes Ergebnis haben. Die Patienten reduzieren die körperliche Betätigung auf ein Minimum. Das bedeutet Bewegungsmangel, der einen weiteren Muskelabbau bewirkt. Das macht selbst die normalen Aktivitäten für die Patienten immer anstrengender. Sie geraten in einen Teufelskreis. Sie erschöpfen immer rascher, bewegen sich immer weniger, und die Leistungsfähigkeit nimmt immer rascher ab (Abb. 8).

Warum hält die Erschöpfung nach Ende der Behandlung an?

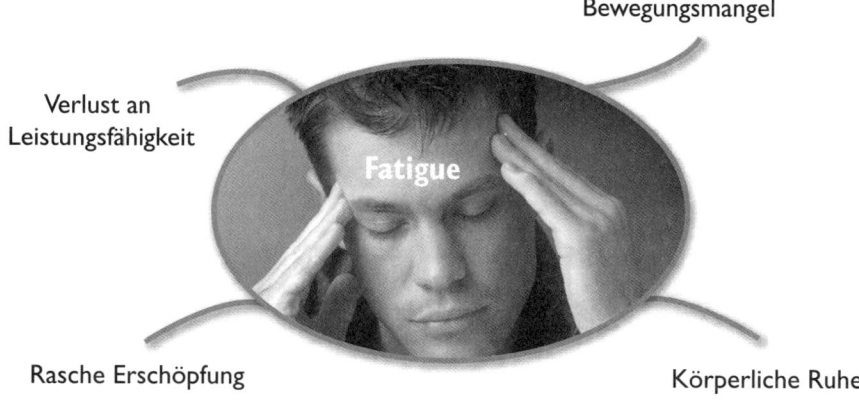

Bewegungsmangel

Verlust an Leistungsfähigkeit

Fatigue

Körperliche Ruhe

Rasche Erschöpfung

Abb. 8   Teufelskreislauf der Fatigue

Seit Mitte der 90er Jahre haben mehrere Studien die positiven Auswirkungen eines Trainingsprogramms auf die Fatigue von Tumorpatienten gezeigt. Die meisten Untersuchungen wurden bei Patientinnen mit Brustkrebs und bei Lymphknotenkrebs-Patienten nach einer Hochdosis-Chemotherapie durchgeführt. Die Ergebnisse dieser Untersuchungen kann man jedoch auf die meisten Krebspatienten übertragen.

>> *Ausdauertraining eignet sich besonders für Patienten mit Fatigue.*

Ausdauertraining eignet sich besonders für Patienten mit Fatigue. Die ersten Untersuchungen über diese Methode wurden in Deutschland Anfang der 90er Jahre durchgeführt. Die mittlerweile mehr als zehnjährige Erfahrung zeigt, dass eine Verbesserung der Leistungsfähigkeit und damit der Lebensqualität in kurzer Zeit erzielt werden kann.

Vor dem Beginn des Trainingsprogramms wird die Belastbarkeit jedes Patienten durch eine Ergometrie, Leistungsmessung, und ein Belastungs-EKG auf dem Laufband oder dem Fahrradergometer festgestellt. Dabei werden bei den unterschiedlichen Belastungsstufen, der Puls und die Konzentration von Milchsäure, Laktat, im Blut gemessen. Diese beiden Werte, Herzfrequenz und Laktatkonzentration, ermöglichen eine sehr genaue Steuerung des Trainings.

>> *Diese beiden Werte, Herzfrequenz und Laktatkonzentration, ermöglichen eine sehr genaue Steuerung des Trainings.*

Die Übungen werden bei einem Puls von 75 bis 85 Prozent der maximalen Herzfrequenz durchgeführt. Diese Belastungsintensität entspricht einer Laktatkonzentration von 3 ± 0.5 Einheiten (Millimol pro Liter). Diese individuelle, vom körperlichen Zustand abhängige Dosierung der Intensität ist für das Training von Patienten mit Fatigue unentbehrlich. Starre, nach Laufgeschwindigkeit und Puls ausgerichtete Trainingsempfehlungen können die Patienten unter- oder überfordern. Bereits eine Erhöhung der Geschwindigkeit während des Trainings auf dem Laufband von nur 0,5 km/h über dem Soll wird von den Patienten als sehr anstrengend empfunden. Zu Beginn des Trainings kann dies die Motivation und das Selbstvertrauen der Patienten beeinträchtigen.

>> *In der Fatigue-Ambulanz der Charité in Berlin wird für das Training von Patienten mit Fatigue ein bewährtes Programm angewendet.*

Die Mehrheit der Patienten kann eine Belastungsintensität von mehr als 75 Prozent der maximalen Herzfrequenz nur über eine kurze Zeit aushalten. Für eine optimale Wirkung des Trainings ist jedoch eine Dauer von mindestens 30 Minuten notwendig. Um dieses Dilemma zu lösen, kann das Training nach einem Intervall-Modell gestaltet werden. Dabei wiederholen die Patienten mehrmals kurze Belastungen, die je nach ihren Möglichkeiten 1 bis 5 Minuten dauern können.

In der Fatigue-Ambulanz der Charité in Berlin wird für das Training von Patienten mit Fatigue ein bewährtes Programm angewendet. In der ersten Woche werden täglich 5 Belastungen über 3 Minuten durchgeführt. Zwischen den Belastungen reduzieren die Patienten die Geschwindigkeit oder setzen sich auf einen Hocker neben dem Laufband. Hinsetzen müssen sich meistens solche Patienten, die in der Belastungsphase den Zielpuls, die angestrebte Herzfrequenz, bei einer Gehgeschwindigkeit von weniger als 4 km/h erreichen. In den darauf folgenden Wochen wird das Training durch eine allmähliche Verlängerung der Belastungen an die verbesserte Leistungsfähigkeit angeglichen.

Damit die gesamte Belastungszeit die 30 Minuten nicht überschreitet, wird die Anzahl der Belastungen jede Woche gekürzt. In der zweiten Trainingswoche werden vier Belastungen über 5 Minuten, in der dritten Woche drei Belastungen über 8 Minuten, in der vierten Woche drei

Belastungen über 10 Minuten, und in der fünften Woche zwei Belastungen über 15 Minuten durchgeführt. Während des gesamten Programms bleiben die Pausen zwischen den Belastungen mit 3 Minuten konstant. In der sechsten und letzten Woche der Behandlung trainieren die Patienten täglich ununterbrochen 30 bis 35 Minuten lang (Abb. 9)

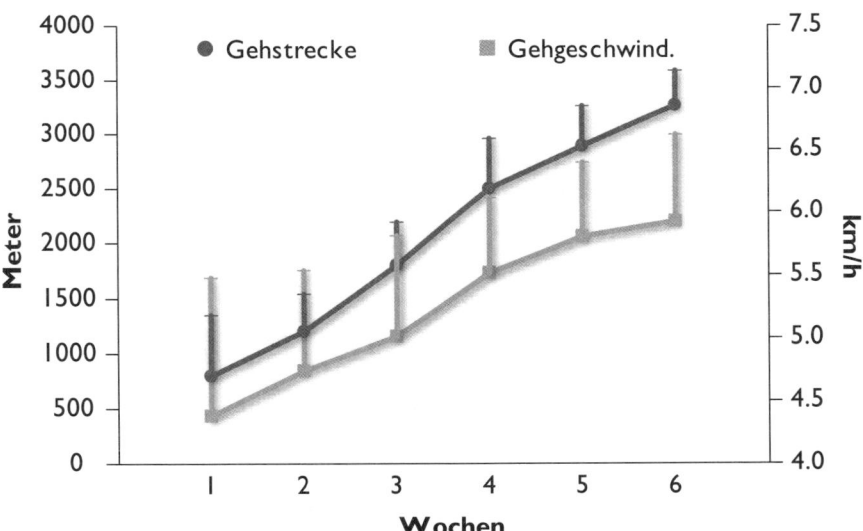

Abb. 9 Effekte eines Ausdauertrainings-programms bei Tumorpatienten

Die Trainingsintensität wird über die Messung der Herzfrequenz kontrolliert. Mit der Verbesserung der Leistungsfähigkeit sinkt die Herzfrequenz bei gleicher Belastung allmählich ab. Die Geschwindigkeit des Laufbandes oder der Pedalwiderstand des Ergometers werden dementsprechend gesteigert, um eine optimale Intensität zu gewährleisten. Eine durchgehende Bestimmung der Herzfrequenz und eine regelmäßige Messung der Laktatkonzentration am Ende jeder Belastungsstufe am fünften Trainingstag jeder Trainingswoche ermöglichen eine genaue Intensitätskontrolle. Bei Abfall oder Anstieg der Pulswerte oder der Laktatkonzentration wird die Belastungsintensität entsprechend neu eingestellt.

Mit zunehmender Leistungsfähigkeit ist für einige Patienten, die auf dem Laufband trainieren, eine Geschwindigkeit über 8 km/h notwendig, um die vorgegebenen Pulswerte zu erreichen. Bei dieser hohen Geschwindigkeit ist Gehen kaum mehr möglich. Laufen wäre jedoch für diese Patienten die falsche Trainingsform. Die hohe Beanspruchung der Muskeln, Sehnen und Gelenke kann Überanstrengung und Verletzungen bedeuten. Um eine Überbelastung des Halteapparats zu vermeiden, kann man in diesem Fall anstatt der Laufgeschwindigkeit die Steigung des Laufbandes, zum Beispiel auf fünf Prozent, erhöhen.

>> *Die Trainingshäufigkeit orientiert sich an den Möglichkeiten und den Bedürfnissen der Patienten.*

Die Trainingshäufigkeit orientiert sich an den Möglichkeiten und den Bedürfnissen der Patienten. Es ist für sie in dieser Phase jedoch sehr empfehlenswert, vier- bis fünfmal pro Woche zu trainieren. Damit die körperlichen Leistungsfähigkeit zunimmt und die Fatigue abnimmt, sind in der Regel 10 bis 12 Trainingssitzungen notwendig. Dies bedeutet bei einem täglichen Training knapp zwei Wochen, bis sich die Patienten deutlich besser fühlen. Hingegen zeigt ein Training, dass nur zwei Mal pro Woche durchgeführt wird, erst nach eineinhalb Monaten Erfolge.

Dieses Trainingsprogramm wurde in der Charite inzwischen bei sehr vielen Fatigue-Patienten mit sehr guten Ergebnissen angewendet. Es eignet sich besonders für Patienten während und unmittelbar nach einer Chemotherapie. Bei einem Ausdauertraining durch schnelles Gehen

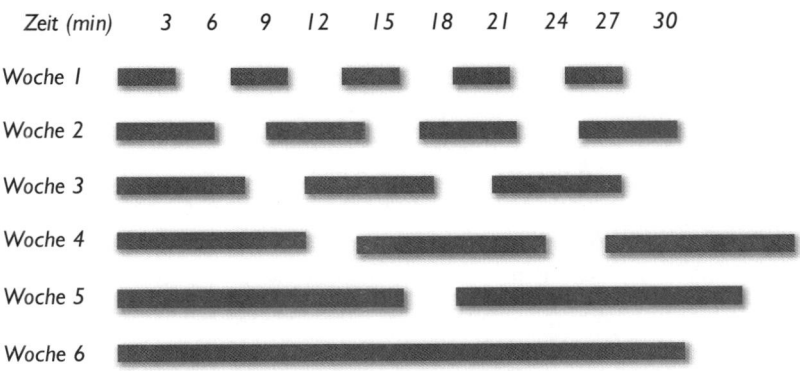

Trainingsintensität: 80% der maximalen Herzfrequenz bzw. Laktat 3 ± 0,5 mmol/l

Abb. 10 Ausdauertrainingsprogramm für Tumorpatienten

auf dem Laufband und Radfahren auf einem Ergometer ist das Risiko von Blutungen, Infekten und Verletzungen nicht erhöht.

Die meisten Erfahrungen mit Fatigue-Behandlung durch Ausdauersport beziehen sich auf das Training mit dem Fahrrad-Ergometer. Der ausgeprägte Muskelabbau bei vielen Tumorpatienten macht für sie diese Trainingsform jedoch ungeeignet. Das Training auf dem Laufband dagegen hat für diese Patientengruppe mehrere Vorteile. Die meisten Patienten haben größere Erfahrung mit dieser Bewegungsform. Beim Gehen wird eine größere Anzahl von Muskelgruppen betätigt als bei anderen Trainingsformen. Dabei wird das Herzkreislaufsystem bei einer geringeren Zunahme des Blutdruckes effektiver trainiert. Zuletzt ist die Anforderung an die Geschicklichkeit viel geringer als beim Radfahren oder Rudern. Nur bei Patienten mit Übergewicht oder mit einer Vorschädigung des Halteapparats ist das Training auf dem Fahrradergometer dem Laufbandtraining vorzuziehen.

Sportprogramme für Einsteiger

>> Ob ein Trainingsprogramm möglich oder sinnvoll ist, mit welcher Intensität und wie häufig es absolviert werden sollte, welche Belastungen möglich sind und welche Sportarten in Frage kommen, muss zwischen dem Arzt, dem Physiotherapeuten, dem Übungsleiter oder Trainer und selbstverständlich dem Patienten besprochen werden.

In den vorigen Kapiteln wurde erörtert, warum Sport und Bewegung für Patienten mit Tumorerkrankungen viel besser sind als Schonung und Ruhe. Aber es wurde auch erklärt, dass Tumorpatienten gleich mehrere körperliche Probleme haben können, die eine spezielle Gestaltung des Trainings erforderlichen machen. Ob ein Trainingsprogramm möglich oder sinnvoll ist, mit welcher Intensität und wie häufig es absolviert werden sollte, welche Belastungen möglich sind und welche Sportarten in Frage kommen, muss zwischen dem Arzt, dem Physiotherapeuten, dem Übungsleiter oder Trainer und selbstverständlich dem Patienten besprochen werden.

Der erste Schritt dieser Zusammenarbeit ist immer das Gespräch mit dem Arzt. Bevor ein Trainingsprogramm beginnt, sollten alle Aspekte mit dem behandelnden Hämatologen oder Onkologen eingehend diskutiert werden. Dabei sind mehrere Fragen zu klären.

- *Spricht etwas gegen die Aufnahme oder die Fortsetzung eines Trainingsprogramms?*

Bis vor wenigen Jahren wurde es Tumorpatienten grundsätzlich verwehrt, sich an sportlichen Aktivitäten zu beteiligen. Mittlerweile haben zahlreiche wissenschaftliche Untersuchungen gezeigt, dass diese Einstellung für die große Mehrheit der Patienten falsch ist. Dass für die Tumorpatienten kein absolutes Sportverbot mehr gilt, bedeutet nicht, dass alle Tumorpatienten jederzeit Sport treiben können. Vielleicht ist in einer bestimmten Zeit eine Pause erforderlich, vielleicht sollten die Befunde einer noch anstehenden Untersuchung abgewartet werden.

- *Wenn der Befund vom Sport abrät, was sind die Gründe dafür?*

Einige Ärzte der alten Schule haben immer noch eine Abneigung gegen körperliche Anstrengungen. Wenn der behandelnde Arzt der Meinung ist, Sport komme nicht in Frage, so muss eine Begründung gefordert werden. Handelt es sich um einen vorübergehenden Zustand, hängt dieses Verbot mit der Therapie zusammen, liegen Veränderungen oder Einschränkungen vor, die dauerhaft gegen eine Sportprogramm sprechen? Oder ist das Training mit gewissen Einschränkungen doch möglich?

>> *Wenn der behandelnde Arzt der Meinung ist, Sport komme nicht in Frage, so muss eine Begründung gefordert werden.*

- *Welche Sportarten oder Belastungsformen sind im Einzelfall besonders empfehlenswert oder weniger geeignet?*

Der behandelnde Arzt kennt die Befunde natürlich viel besser als jeder Übungsleiter oder Trainer. Er weiß, ob sein Patient zum Beispiel Verschleißerscheinungen der Gelenke hat, die gegen gewisse Belastungen sprechen, oder ob Medikamente mit Wirkung auf das Herz oder den Kreislauf eingenommen werden, die eine Anpassung des Trainings notwendig machen. Wenn er Einwände gegen eine Sportart hat, kann er vielleicht Alternativen nennen.

- *Kennt der Arzt einen guten Sportverein oder ein geeignetes Fitness-Studio? Arbeitet er mit einen Physiotherapeuten zusammen?*

Viele Ärzte arbeiten mit Physiotherapeuten zusammen. Internisten und Kardiologen betreuen häufig Sportgruppen für Patienten mit Herzerkrankungen. Vielleicht verfügt der behandelnde Arzt eines Krebspatienten über die Adresse von Selbsthilfegruppen oder von anderen Patienten, die regelmäßig Sport treiben, Informationen geben und Erfahrungen und Erfahrungen austauschen können.

Gleichzeitig sollte der Arzt wissen, welche Sportarten sein Patient bevorzugt, wie häufig und wie lange er trainieren möchte, ob er allein oder in der Gruppe üben will und von wem er betreut zu werden wünscht – von einem Sportarzt, einem Physiotherapeuten und so weiter. Nur wenn beide Beteiligten, der Arzt und der Patient, ausreichend informiert sind, kann eine vernünftige Kooperation stattfinden.

- *Ist der Arzt damit einverstanden, ein Gespräch mit dem Betreuer zu führen?*

Die Gestaltung eines Trainingsprogramms für Tumorpatienten ist häufig eine Herausforderung und setzt die Zusammenarbeit aller Beteiligten voraus. Im Laufe der Erkrankung können sich verschiedene Faktoren ändern. Wenn zum Beispiel neue Medikamente eingesetzt werden oder Beschwerden auftreten, können eine Anpassung des Trainings oder eine erneute medizinische Untersuchung erforderlich sein. All diese Aspekte sind am besten bei einem Gespräch zwischen Ihrem Arzt und Ihrem Betreuer beim Sport zu klären.

- *Hält der Arzt zusätzliche Untersuchungen für erforderlich?*

Für alle Menschen über 40 Jahren wird von den meisten Fachorganisationen vor der Aufnahme eines Trainings eine medizinischen Untersuchung empfohlen. Sie besteht mindestens aus einer Erhebung des körperlichen Status, einem Ruhe- und einem Belastungs-EKG. Durch diese Untersuchung können Durchblutungsstörungen des Herzens und eine belastungsbedingte Erhöhung des Blutdrucks ausgeschlossen worden sind. Je nach den Befunden kann diese Untersuchung um zusätzliche Tests, zum Beispiel eine Ultraschalluntersuchung des Herzens, erweitert werden. Diese komplette Herzuntersuchung ist besonders wichtig für Tumorpatienten, die Medikamente erhalten haben, die potenziell das Herz schädigen können.

>> *Diese komplette Herzuntersuchung ist besonders wichtig für Tumorpatienten, die Medikamente erhalten haben, die potenziell das Herz schädigen können.*

▪ Die Gestaltung des Trainingsprogramms

Ein Trainingsprogramm ist nur wirksam, wenn das Verhältnis zwischen Belastung und Erholung stimmt. Zu starke Belastungen führen zu übermäßiger Ermüdung, und über eine längere Zeit bewirken sie einen rascheren Verschleiß, der im schlimmsten Falle Verletzungen verursachen kann. Eine zu geringe Belastung hingegen löst keine nennenswerte Anpassung aus.

》 Um das gesamte Belastungsausmaß zu berechnen, werden drei Faktoren berücksichtigt. Das sind die Häufigkeit, die Intensität und die Dauer der Trainingseinheiten.

Um das gesamte Belastungsausmaß zu berechnen, werden drei Faktoren berücksichtigt. Das sind die Häufigkeit, die Intensität und die Dauer der Trainingseinheiten. Ein Trainingsprogramm kann nur funktionieren, wenn diese drei Faktoren richtig miteinander kombiniert werden.

Grundsätzlich gilt, dass mehrere kürzere Trainingseinheiten pro Woche viel besser sind als wenige, sehr ausgedehnte Sitzungen. Genauer gesagt, ist es viel wirksamer, viermal pro Woche 30 Minuten zu trainieren als nur einmal pro Woche zwei Stunden. Bei seltener stattfindenden, sehr langen Trainingseinheiten besteht dazu die Gefahr einer Überbelastung und einer Verletzung.

Die Kombinationsmöglichkeiten aller drei Faktoren Trainingsdauer, -intensität und -häufigkeit sind fast unzählig. Die medizinischen Fachgesellschaften haben sich jedoch auf das notwendige Mindest-Pensum geeinigt, um positive Effekte auf die Gesundheit bei minimalem Verletzungsrisiko zu erreichen.

▪ Trainingsfrequenz

Ein Trainingsprogramm sollte mindestens drei bis vier Sitzungen pro Woche umfassen und zwar aus zwei Gründen: Ungeübte brauchen in der Regel eine Pause von mindestens einem Tag zwischen zwei Trainingseinheiten, um sich ausreichend zu erholen. Aber eine zu lange Pause zwischen den Sitzungen ist wieder kontraproduktiv.

Bei einem Training von weniger als zweimal pro Woche nimmt die Leistungsfähigkeit nur sehr langsam zu. Noch seltener zu trainieren, nämlich einmal pro Woche oder weniger, macht vielleicht gerade noch Sinn für Gesunde, die keine körperlichen Defizite zu bekämpfen haben. Für Tumorpatienten wäre das jedoch viel zu wenig. Am Anfang eines Trainingsprogramms ist deswegen eine Häufigkeit von dreimal pro Woche für die meisten Patienten notwendig und gleichzeitig ausreichend.

Die Trainingsfrequenz hängt in starkem Maße von der Belastungsintensität ab. Für die Erholung nach 40 Minuten Joggen braucht man in der Regel eine viel längere Zeit als für eine Walking-Einheit der gleichen Dauer. Um Überbelastungen der Sehnen, Bänder und Gelenke zu vermeiden, sollten sich deswegen Patienten, die sich für das Laufen oder Joggen entschieden haben, einen freien Tag zwischen den Trainingseinheiten nehmen.

Für die Erholung nach einem Kraft- oder Geschwindigkeitstraining ist viel mehr Zeit notwendig als nach Ausdauerbelastungen. Sogar professionelle Athleten trainieren ihre Kraft nicht häufiger als zweimal pro Woche und die Geschwindigkeit jeden zweiten Tag. Für die Erholung nach Dehnungs- und Koordinationsübungen hingegen ist eine

>> *Ein Trainingsprogramm sollte mindestens drei bis vier Sitzungen pro Woche umfassen und zwar aus zwei Gründen: Ungeübte brauchen in der Regel eine Pause von mindestens einem Tag zwischen zwei Trainingseinheiten, um sich ausreichend zu erholen.*

sehr kurze Zeit notwendig. Die Regeneration ist bereits nach wenigen Stunden abgeschlossen, so dass sogar mehrmals am Tag trainiert werden kann.

Bei ausreichender Zeit und Motivation spricht grundsätzlich nichts gegen ein tägliches Trainingsprogramm. Es wäre jedoch falsch, gleich von Anfang an jeden Tag Sport zu treiben. Wer beabsichtigt, mehr als vier- bis fünfmal pro Woche zu trainieren, sollte sich das als mittelfristiges Ziel setzen. Um es zu erreichen, können mehrere Wochen bis Monate notwendig sein, denn die Anpassung der Strukturen des Halteapparats, also Sehnen, Bänder und Gelenkknorpel, erfordert eine viel längere Zeit als die Entwicklung der Muskulatur. Nur für Patienten mit einer starken Einschränkung der Leistungsfähigkeit oder mit Fatigue ist ein tägliches Training erforderlich, um die Beschwerden in einer kurzen Zeit deutlich zu reduzieren.

>> *Nur für Patienten mit einer starken Einschränkung der Leistungsfähigkeit oder mit Fatigue ist ein tägliches Training erforderlich, um die Beschwerden in einer kurzen Zeit deutlich zu reduzieren.*

▪ Belastungsintensität

Um die Intensität des Trainings zu bestimmen, muss zuerst die individuelle Belastbarkeit festgestellt werden. Dazu dienen verschiedene Tests. Der bekannteste von ihnen ist das Belastungs-EKG. Diese Untersuchung wird auch Ergometrie genannt. Der Test wird auf einem Fahrradergometer oder auf einem Laufband durchgeführt. Am Anfang der Untersuchung ist die Belastung gering, zum Beispiel 50 Watt Pedalwiderstand oder Gehen bei geringer Geschwindigkeit. Die Belastung wird danach in regelmäßigen Abständen gesteigert. Dabei werden der Widerstand des Fahrradergometers oder die Gehgeschwindigkeit beziehungsweise die Steigung auf dem Laufband erhöht.

Der Test wird fortgesetzt, bis die Patienten ihre Belastungs-grenze erreicht haben. Diese Untersuchung ermöglicht die Bestimmung des maximalen Pulses. Gleichzeitig können während des Tests Erkrankungen, wie eine Herzdurch-blutungsstörung oder ein zu hoher Blutdruck unter Belastung, festgestellt werden. Die Ergebnisse des Belastungs-EKG werden für die Gestaltung des Trai-nings genutzt. Die beste Wirkung bringt ein Ausdau-ertraining bei einem Puls von zwischen 70 und 85 Prozent der maximalen Herzfrequenz. Belastungen bei einem Puls von weniger als 70 Prozent sind we-niger wirksam, Intensitäten von mehr als 90 Prozent sehr anstrengend. Anhand des Belastungs-EKG kann festgestellt werden, welche Lauf- oder Gehgeschwindig-keit beziehungsweise welcher Widerstand auf dem Ergo-meter den verschiedenen Pulsbereichen entspricht.

Auch für ein Krafttraining sollten zuerst die Möglichkeiten und die Grenzen der Kraft getestet werden. In der Regel werden Gewichte, die mehr als 80 Prozent der Maximal-kraft entsprechen, nicht zum Training benutzt. Ein Beispiel: Wenn jemand bei einer gewissen Übung ein Gewicht von 10 Kilogramm stemmen kann, sollte das Training mit einem Gewicht von sechs bis maximal acht Kilogramm durchge-führt werden.

▪ Trainingsdauer

Die optimale Dauer einer Trainingssitzung liegt bei 45 bis 60 Minuten. Während dieser Zeit kombiniert man die verschie-denen Elemente des Programms, zum Beispiel 30 Minuten Ausdauertraining, 10 Minuten Dehnungsübungen und 10 Mi-nuten Krafttraining. Dadurch wird eine viel bessere Wirkung erreicht als beim Trainieren der einzelnen Komponenten an unterschiedlichen Tagen: an einem Tag nur Krafttraining, an einem anderen Tag nur Ausdauer und so weiter. Ausdauerbelastungen unter 20 Minuten Dauer sind auch wirksam, ihre Wirkung ist jedoch weniger ausgeprägt. Dies bedeutet, dass man sie viel häufiger wiederholen muss, fünfmal pro Woche oder sogar täglich, um davon zu profitieren.

Bei Belastungen, die eine Stunde überschreiten, muss die Intensität gering gehalten werden. Dadurch wird jedoch auch ihre Wirkung geringer. Wer also anderthalb Stunden ununterbrochen schwimmen will, wird sich sicherlich langsamer fortbewegen, als jemand, der nur 30 Minuten schwimmen möchte.

》 *Für die Kombination der verschiedenen Elemente eines Trainingsprogramms gibt es einige Grundregeln. Je höher die Belastungsintensität ist, desto geringer sollte die Zahl der Trainingseinheiten sein.*

Für die Kombination der verschiedenen Elemente eines Trainingsprogramms gibt es einige Grundregeln. Je höher die Belastungsintensität ist, desto geringer sollte die Zahl der Trainingseinheiten sein. Als Beispiel kann man die Ausdauersportarten wie Gehen, Walken, Joggen, Radfahren und Schwimmen nehmen. Wenn die Dauer der Trainingseinheit 45 Minuten nicht überschreitet und die Intensität unter 70 Prozent der maximalen Belastbarkeit liegt, kann das Training täglich erfolgen.

Bei Untrainierten vollzieht sich die Anpassung jedoch ein wenig langsamer. Aus diesem Grund ist es am Anfang eines Ausdauertrainings empfehlenswert, sich jeden zweiten bis dritten Tag zu erholen. Dadurch wird das Risiko von Überbelastungen und Verletzungen erheblich reduziert. Nach einer Anpassung von drei bis vier Wochen ist eine Zunahme der Belastung möglich. Dabei gilt grundsätzlich, zuerst die Häufigkeit der Sitzungen, danach ihre Dauer zu erhöhen. Und dann erst wird die Belastungsintensität gesteigert.

Wie sieht das in der Praxis aus? Nehmen wir an, dass ein Mensch seit Jahren keinen Sport mehr getrieben hat und sich nun vornimmt, täglich zu trainieren. Als Disziplin hat er das Walken gewählt. Die ersten 6 bis 8 Wochen absolviert er dreimal pro Woche ein Training über 30 Minuten. Nach dieser Zeit wird die Anzahl der Sitzungen pro Woche auf 4 erhöht. Nach 4 weiteren Wochen wird die Dauer der Trainingseinheiten auf 40 bis 45 Minuten erhöht. Wenn er das ohne Probleme verkraftet, ersetzt er das Walken durch Joggen. Nach einigen Wochen erhöht er die Anzahl der Einheiten auf 5 pro Woche und so weiter.

>> *Wer am Ende das Gefühl hat, noch weitere fünf Minuten trainieren zu können, hat mit der Belastungsintensität richtig gelegen.*

Um die Intensität der Belastung selber zu kontrollieren, gibt es verschiedene Methoden. Die einfachste von ihnen kennen Läufer und andere Ausdauerathleten als „Laufen ohne zu schnaufen" – will sagen, dass man sich während des Trainings unterhalten kann. Wer am Ende das Gefühl hat, noch weitere fünf Minuten trainieren zu können, hat mit der Belastungsintensität richtig gelegen. Im Gegensatz zu Frauen neigen Männer bei körperlicher Aktivität häufig zur Selbstüberschätzung und belasten sich übermäßig. In diesem Fall ist eine genauere Kontrolle der Trainingsintensität erforderlich. Die dafür am häufigsten angewandte Methode ist die Erfassung der Herzfrequenz. Es gibt verschiedene Möglichkeiten, die Zahl der Herzschläge pro Minute zu kontrollieren. Am einfachsten ist es, die Pulsschläge am Handgelenk unmittelbar nach dem Training über sechs Sekunden zu zählen und mal 10 zu multiplizieren. Diese Methode ist jedoch ziemlich ungenau, denn nach dem Belastungsende sinkt der Puls sehr rasch.

Viel genauer ist die Erfassung der Herzfrequenz mit Hilfe einer Pulsuhr während der Belastung. Diese Geräte funktionieren nach dem gleichen Prinzip wie das EKG. Man trägt einen Gurt um die Brust, dessen Sensoren die elektrischen Impulse vom Herzen auffangen und drahtlos an eine Art Armbanduhr übertragen. So kann man den Puls während der Belastung fortlaufend ablesen. Die etwas teureren Modellen speichern den Puls während des Trainings, damit die Werte später in aller Ruhe abgelesen werden können. Einige Modelle ermöglichen sogar eine kabellose Übertragung der Daten auf einen Computer. Diese Geräte haben sich vor allem bei Patienten mit Herzerkrankungen bewährt.

Früher waren sie sehr teuer und wurden deswegen nur von Leistungssportlern benutzt. Mittlerweile sind sie erschwinglicher geworden; der Preis der einfachsten Modelle liegt deutlich unter 100 Euro. Gute Geräte kosten ungefähr so viel wie ein Paar guter Sportschuhe.

Bei Leistungssportlern werden noch aufwändigere Methoden benutzt, um die Belastungsintensität während des Trainings genau zu präzisieren. Dazu gehört die Bestimmung der maximalen Sauerstoffaufnahme, der Laktatkonzentration oder der anaeroben Schwelle, also der Grenze zwischen Energieerzeugung mit oder ohne Sauerstoff. Dazu entnimmt der Sportmediziner einen Tropfen Blut aus der Fingerkuppe oder aus dem Ohrläppchen.

Eine so exakte Erfassung der Belastung ist bei den Freizeit- und Gesundheitssportlern nicht erforderlich. Ausnahmen sind Herz- oder Blutdruckpatienten. Häufig müssen sie Medikamente einnehmen, wie zum Beispiel Beta-Blocker, welche die Herzfrequenz deutlich senken. Bei diesen Patienten würde dann eine Trainingsgestaltung nur nach den Puls zu einer erheblichen Überbelastung führen.

>> *Eine so exakte Erfassung der Belastung ist bei den Freizeit- und Gesundheitssportlern nicht erforderlich. Ausnahmen sind Herz- oder Blutdruckpatienten.*

Ältere Menschen haben zwar häufig gesundheitliche Probleme, seien es Verschleißerscheinungen der Gelenke, einen erhöhten Blutdruck, eine Durchblutungsstörung oder eine Zuckerkrankheit. Die frühere Meinung, diese Patienten müssten alle körperlichen Belastungen meiden, gilt aber bereits seit Jahren nicht mehr. Der Gesundheitszustand muss allerdings bei der Gestaltung des Trainingsprogramms berücksichtigt werden. Ob und wie trainiert werden kann, sollte der Hausarzt entscheiden.

▪ Welche Sportart ist für Sie empfehlenswert?

Die Wahl der Sportart hängt von mehreren Faktoren ab. Bei den verschiedenen Sportarten werden nicht nur unterschiedliche Körperteile trainiert, auch die Kombination der verschiedenen Komponenten wie Ausdauer, Kraft, Flexibilität und Koordination fällt anders aus. Dieser Unterschied ist klar bei Sportarten, wie zum Basketball und Reiten, die nichts miteinander zu tun haben. Aber auch bei verwandten Disziplinen gibt es beträchtliche Unterschiede. Ausdauersportarten wie Radfahren oder Schwimmen erfordern einen erheblichen Krafteinsatz. Beim Laufen oder Walken, die ebenfalls zu den Ausdauersportarten zählen, ist der Krafteinsatz hingegen minimal.

>> *Damit das Trainingsprogramm längerfristig zu Erfolgen führt, ist sicherlich der Spaßfaktor am wichtigsten.*

Bei der Wahl der Sportart spielen auch andere Aspekte eine Rolle. Die Häufigkeit des Trainings, die finanziellen Möglichkeiten, der Wohnort, die Jahreszeit und eventuelle Erkrankungen sind einige von ihnen. Damit das Trainingsprogramm längerfristig zu Erfolgen führt, ist sicherlich der Spaßfaktor am wichtigsten. Was andere Leute toll finden, ist nicht ausschlaggebend. Wer keine Freude am Joggen hat, er wird kein

Laufprogramm genießen. Zur Verbesserung der Ausdauer sollte er lieber im Sommer Radfahren und es im Winter mit Skilanglauf probieren, um nur einige Möglichkeiten zu nennen.

Die Auswahl an Sportarten ist so groß geworden, dass für jeden etwas dabei ist. Aber bei Tumorpatienten können sich als Folge der Krankheit und der Therapie spezielle Situationen ergeben. Deswegen muss das Trainingsprogramm für sie ständig angepasst werden.

>> *Grundsätzlich gilt für alle Menschen, dass sie trainieren dürfen, so lange das ihre Gesundheit oder Genesung nicht in Gefahr bringt.*

▪ Wann kann man trainieren und wann nicht?

Grundsätzlich gilt für alle Menschen, dass sie trainieren dürfen, so lange das ihre Gesundheit oder Genesung nicht in Gefahr bringt. Das gilt auch für Patienten mit Tumorerkrankungen. Die Meinung, dass sie körperliche Anstrengungen vermeiden sollten, gilt seit mehreren Jahren nicht mehr. Es gibt jedoch gewisse Situationen, in denen eine körperliche Anstrengung zu Schäden oder zu einer Verschlimmerung der Beschwerden führen kann. In diesen Fällen darf nicht trainiert werden.

▪ Wann darf man weiter trainieren?

Ein Schnupfen spricht nicht gegen eine Fortsetzung des Trainings, wenn kein Fieber hinzu kommt. Nach einer Erkältung mit Fieber kann das Training wieder aufgenommen werden, wenn man mindestens zwei Tage keine erhöhte Temperatur und keine sonstigen Beschwerden hatte. Auch leichte Gelenk- und Muskelbeschwerden sind kein Hinderungsgrund, wenn sie nach 10 bis 15 Minuten leichter Aktivität verschwinden und auch einige Stunden nach dem Training nicht wiederkehren Das gilt insbesondere für Arthrose und Muskelkater.

▪ Wann sollte das Training unterbrochen werden?

Bei Fieber, wie gesagt, muss das Training ausfallen, und auch nach der Normalisierung der Körpertemperatur darf es erst wieder aufgenommen werden, wenn der Körper sich erholt hat. Auch akute Erkrankungen wie Durchfall, Magenschleimhautentzündung, Infektionen oder Verletzungen, insbesondere offene Wunden und geplatzte Hautblasen,

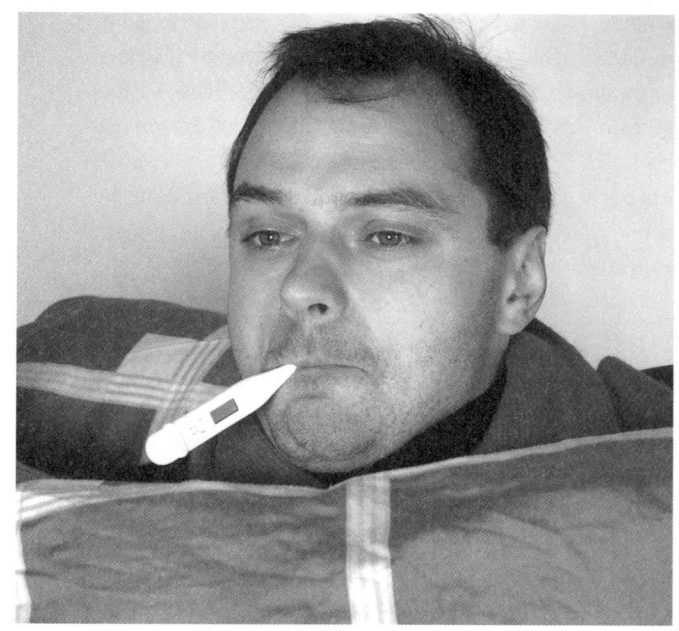

stehen einem Training entgegen. Krebspatienten müssen pausieren, wenn sie gerade eine Chemotherapie erhalten – es sei denn, es ist eine zeitliche gestreckte Behandlung mit geringen Dosierungen.

Training ist auch nicht angezeigt bei akuten Schüben chronischer Erkrankungen, bei Schmerzen, die während des Trainings entstehen oder zunehmen, und wenn ein Gelenk ohne erkennbare Ursache geschwollen ist.

Menschen mit Arthrose müssen darauf achten, ob die Schmerzen einige Stunden nach dem Training wieder zunehmen. Diese Beschwerden weisen meistens auf eine Überbelastung hin. Das Training sollte dann auf jeden Fall erst nach Rücksprache mit dem Arzt erfolgen. Das gilt auch bei einem Muskelkater, der während des Trainings zunimmt. Von körperlichen Anstrengungen abzuraten ist auch bei Tagestemperaturen über 32 Grad oder Tagestemperaturen über 25 Grad, wenn hohe Luftfeuchtigkeit hinzu kommt.

>> *Menschen mit Arthrose müssen darauf achten, ob die Schmerzen einige Stunden nach dem Training wieder zunehmen.*

▪ Sportangebote für Krebspatienten

Mittlerweile wird vielerorts Sport für Tumorpatienten angeboten. Diese Gruppen werden meistens von Rehabilitations- und Behindertensportvereinen oder Selbsthilfegruppen koordiniert. Manche Krankenkassen geben finanzielle Beihilfen, wenn die Kursleiter entsprechend qualifiziert sind. Das Sportangebot dieser Gruppen ist sehr unterschiedlich und reicht von Radfahren, Schwimmen, Wandern bis zum Tanzen, Gymnastik und aktive Entspannung. Besonders beliebt bei Brustkrebspatientinnen sind Wassergymnastik und Schwimmen.

Selbstverständlich bleibt das Angebot nicht auf die speziellen Sportgruppen für Patienten begrenzt: Es spricht grundsätzlich nichts dagegen, dass Krebspatienten auch die allgemeinen Sportangebote der Vereine wahrnehmen. Diese werden von den Landes-, Kreis- und Stadtsportbünden koordiniert.

Eine Liste der Adressen, bei denen Sie sich über Sportangebote in Ihrer Nähe informieren können, finden Sie im Anhang.

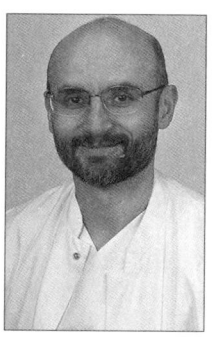

Privatdozent Dr. med. Fernando Carlos Dimeo, Jahrgang 1964, Medizinstudium in Buenos Aires mit Abschluss Diplom 1988, 1990 Übersiedlung nach Deutschland, Promotion 1995 in Freiburg über Sport bei Tumorpatienten nach Stammzellen-Transplantation, 2005 Habilitation an der Charite Berlin über Sport mit chronisch Kranken, Marathonläufer, 1993 Deutscher Marathon-Meister der Ärzte, zahlreiche Veröffentlichungen über Sport mit Tumorpatienten, seit 2004 Leiter der Sportmedizin der Charite Berlin.

Bewegung und Sport für Kinder und Jugendliche während und nach der Krebs-Therapie

Konstantin A. Krauth

Einleitung

In Deutschland erkranken jährlich etwa 1800 der 13 Millionen Kinder und Jugendlichen bis zum Alter von 15 Jahren an Krebs. Die bis 15jährigen werden im Kinderkrebsregister der Universität Mainz erfasst. Die Rate liegt in dieser Altersgruppe bei 13,9 pro 100.000. Das bedeutet, dass jedes 500. Kind vor Vollendung des 15. Lebensjahres an Krebs erkrankt. Die größte Gruppe stellen mit 34 Prozent die Leukämien, Blutkrebs, dar, gefolgt von den Tumoren des Zentralnervensystems, also Gehirn und Rückenmark, mit 20 Prozent und den Lymphomen, Lymphknotenkrebs, mit 12,5 Prozent. Seltener sind Nephroblastome, Nierentumoren, mit 6 Prozent und Retinoblastome, Netzhauttumoren, mit 2,3 Prozent, und ganz selten sind Keimzelltumoren, also Tumoren der Hoden und Eierstöcke, die aber auch an anderen Stellen vorkommen – dort, wohin Keimgewebe bei der Entwicklung des Embryos versprengt wurde. Knochentumoren sind vor allem bei Jugendlichen und jungen Erwachsenen zu finden.

>> *Das bedeutet, dass jedes 500. Kind vor Vollendung des 15. Lebensjahres an Krebs erkrankt.*

Entscheidender Unterschied zwischen bösartigen Tumoren bei Kindern und Erwachsenen ist, dass Tumoren des Kindesalters in der Regel wesentlich schneller wachsen. Dies führt unbehandelt meist innerhalb weniger Wochen oder Monate nach der Diagnose zum Tod. Genau diesem Umstand der schnelleren Zellteilung ist es aber zu verdanken, dass bösartige Tumoren bei Kindern einer chemo- und strahlentherapeutischen Behandlung so gut zugänglich sind und die Heilungsraten in den vergangenen 20 Jahren so sehr gestiegen sind, dass heute Fragen der Rehabilitation und Nachsorge, die Rückkehr in ein normales Leben, mehr und mehr in den Vordergrund rücken. Dabei stellen Jugendliche und Eltern immer häufiger die Frage: Was kann ich selbst tun? Sinn und Zweck dieses Beitrags ist es, Wahlmöglichkeiten aufzuzeigen.

>> *Sinn und Zweck dieses Beitrags ist es, Wahlmöglichkeiten aufzuzeigen.*

Vom Verlust der Normalität

>> *Wird bei einem Kind Krebs festgestellt, stürzt das die Familie in eine schwere Krise. Dies ist verbunden mit dem Verlust von allem, was das kranke Kind, seine Geschwister und Eltern bisher als normal erlebt haben.*

▪ Diagnose, akutmedizinische stationäre und ambulante Behandlung

Wird bei einem Kind Krebs festgestellt, stürzt das die Familie in eine schwere Krise. Dies ist verbunden mit dem Verlust von allem, was das kranke Kind, seine Geschwister und Eltern bisher als normal erlebt haben. Gerade das rasche Fortschreiten der meisten Krebserkrankungen im Kindesalter macht einen sofortigen Therapiebeginn erforderlich. Es bleibt zumeist keine Zeit, die Situation zu verarbeiten und das betroffene Kind auf die Therapie umfassend vorzubereiten. Das stellt hohe Anforderungen an die Maßnahmen der Therapiebegleitung.

Moderne kinderonkologische Therapien erfordern ein hohes Maß an Mitarbeit der Eltern und an Anpassungsbereitschaft der Kinder. Um den Therapieerfolg zu sichern, müssen in rascher Folge stark wirksame und nebenwirkungsreiche Medikamente verabreicht werden. Verbunden ist diese Therapie mit einem als absolut erlebten Kontrollverlust der Kinder, aber auch ihrer Eltern.

In dieser Situation ist es besonders wichtig, ein Mindestmaß an Normalität aufrecht zu erhalten. Der Bewegungsdrang gehört zu den elementaren kindlichen Bedürfnissen, auch bei krebskranken Kindern. Aus diesem Grund stellen Bewegungsangebote, angepasst an die körperliche Belastbarkeit während der intensiven Therapie, eine wesentliche Unterstützung in einer schwierigen, lebensbedrohlichen Phase während der akutmedizinischen Behandlung dar.

>> In dieser Situation ist es besonders wichtig, ein Mindestmaß an Normalität aufrecht zu erhalten. Der Bewegungsdrang gehört zu den elementaren kindlichen Bedürfnissen, auch bei krebskranken Kindern.

Die Nebenwirkungen bei der kinderonkologischen Therapie unterscheiden sich objektiv nicht von denen einer Krebstherapie für Erwachsene. Das sind Übelkeit, Erbrechen, Durchfall, Haarausfall und auch Fatigue, eine besonders schwere Form der Erschöpfung, unter der die allermeisten der erwachsenen Krebspatienten leiden, teils noch stärker als unter den anderen Nebenwirkungen.

Altersabhängig und in Abhängigkeit vom Verhalten der Eltern werden Therapie und Nebenwirkungen von Kindern und Jugendlichen aber häufig anders erlebt als von Erwachsenen. Fragen von Schuld und Strafe, magisch-animistische Vorstellungen von bösen Geistern, Zauberern, Hexen, sprechenden Steinen und Ängste, die von den Kindern häufig nur sehr vage wahrgenommen werden, führen zu einem subjektiv oft grundlegend anderen Erleben der Therapie und Nebenwirkungen durch Kinder und Jugendliche.

>> *Als Elemente nennen sie in Anlehnung an die Fatigue-Bekämpfung bei erwachsenen Krebspatienten: Einteilung der Kräfte, persönliche Tagespläne, Entspannungstechniken, vitaminreiche und ausgewogene Ernährung und leichte körperliche Aktivität.*

Körperliche und seelische Erschöpfungszustände, Fatigue, können bei den erwachsenen Krebspatienten inzwischen gut mit Bewegung und Sport behandelt werden, wie Dr. med. Dimeo im Teil „Sport und Bewegung für Tumorpatienten" beschreibt. In der Kinderkrebsforschung hat Fatigue, bislang kaum Aufmerksamkeit genossen. Es ist drei Kinderkrankenschwestern der Universitätsklinik Freiburg zu verdanken, dass Fatigue nun auch ein kinderonkologisches Thema geworden ist. Bernadette Bächle, Sylvia Kruse und Silke Brüstle erarbeiteten einen Katalog von Fragen für Patienten der Kinderonkologie. Die Befragung von 14 Kindern im Alter zwischen 6 und 14 Jahren und deren Eltern ergab, dass Fatigue in ihren Ausprägungsformen Erschöpfung, Müdigkeit, Schlafbedürfnis, Antriebslosigkeit, Konzentrations- und Aufmerksamkeitsstörungen, Missstimmung und Reizbarkeit durchaus ein Thema ist.

Die Autorinnen betrachten ihre Umfrage als Einstieg in eine interdisziplinäre Diskussion zwischen Pflegepersonal, Ärzten und psychosozialen Therapeuten, um auch Strategien gegen Fatigue bei Krebspatienten im Kindesalter zu entwickeln. Als Elemente nennen sie in Anlehnung an die Fatigue-Bekämpfung bei erwachsenen Krebspatienten: Einteilung der Kräfte, persönliche Tagespläne, Entspannungstechniken, vitaminreiche und ausgewogene Ernährung und leichte körperliche Aktivität.

Sie schreiben in einem Beitrag für „WIR", die Zeitschrift der Deutschen Leukämie-Forschungshilfe und Kinderkrebsstiftung. „*Wir können uns vorstellen, dass auch ruhige Aktivitäten und Ablenkungen förderlich sind, wie z.B. durch Besuche von Freunden, angepasster Unterricht, Klinikclown und Feste feiern. Hierbei gilt es, in einem individuellen Tagesplan des jeweiligen Kindes die optimale Balance zwischen Ruhe und Aktivität zu finden*".

▪ Ausgeliefert sein und selbst entscheiden dürfen

Die kranken Kinder erleiden, erdulden die Behandlung und deren Begleiterscheinungen. Ihnen fehlen altersabhängig Wissen, Verständnis und Recht, über ihre Behandlung selbst zu entscheiden. Sie müssen sich darauf verlassen, dass die Ärzte und die Eltern die richtigen Entscheidungen treffen.

Bewegungs-, Kreativ- und Gesprächsangebote im Krankenhaus geben den Kindern und Jugendlichen in dieser Phase des Ausgeliefertseins und des Verlustes von Kontrolle über den eigenen Körper ein gewisses Maß an Wahlfreiheit und Selbstständigkeit, also altersgemäßer Autonomie, zurück. Die Kinder können die Angebote annehmen oder ablehnen, können auswählen, was ihnen Freude bereitet. Weil sie die Möglichkeit haben, auf die Wünsche der Kinder einzugehen, sind Physiotherapeuten, Sport-, Musik-, Kreativtherapeuten und Psychologen den Kindern oft näher, als Ärzte und Pflegepersonal dies sein können. Das liegt am Zeit- und Leistungsdruck, an den Zwängen der Therapiekonzepte, denen sie unterworfen sind, und an der Bedrohung, die von diesen ausgeht.

>> *Bewegungs-, Kreativ- und Gesprächsangebote im Krankenhaus geben den Kindern und Jugendlichen in dieser Phase des Ausgeliefertseins und des Verlustes von Kontrolle über den eigenen Körper ein gewisses Maß an Wahlfreiheit und Selbstständigkeit, also altersgemäßer Autonomie, zurück.*

Die Erfahrung im Umgang mit krebskranken Kinder hat aber auch gezeigt, dass die meisten Kinder ein feines Gespür dafür haben, ob ein Arzt, der ihnen bei der Diagnose oder der Therapie Schmerz zufügt, ihnen weh tun oder ihnen helfen will. Die Kinder fühlen, wie der Arzt zu ihnen steht. So sind viele Kinder sehr gut in der Lage, auch nach einem schmerzhaften Eingriff den Arzt als jemanden zu erleben, der sie mag und den auch sie mögen.

Ob Kinder den Arzt als Gefahr und Feind, oder als Hilfe und Freund ansehen, hängt wesentlich auch von den Eltern

>> *Ob Kinder den Arzt als Gefahr und Feind, oder als Hilfe und Freund ansehen, hängt wesentlich auch von den Eltern ab.*

ab. Eltern können ihren Kindern helfen, indem sie durch ihre Mimik, Gestik und ihr Verhalten dem Kind klar signalisieren, dass ihnen der Arzt willkommen ist, dass sie mit seinem Handeln einverstanden sind und dass kein Grund zur Beunruhigung besteht. Sind Eltern selbst nicht klar in ihrer Haltung zum Arzt, dann spüren dies auch ihre Kinder und haben es naturgemäß viel schwerer zu akzeptieren, dass der Arzt ihnen Schmerzen zufügt.

Der Weg zurück ins normale Leben

▪ Vom Ja-sagen-müssen zum Nein-sagen-dürfen

Während der intensivmedizinischen, operativen, chemo- und strahlentherapeutischen Behandlung besteht – wie geschildert – ein hohes Maß an Ausgeliefertsein und Abhängigkeit. Deshalb kommt gerade den Bewegungsangeboten im Krankenhaus eine elementare, die Normalität erhaltende Funktion zu, wie die Kinder sie sonst im Kindergarten, der Grundschule, im Sportverein oder im Spiel mit Freunden erleben. Die Bewegungstherapeutin Berit Kopf berichtete von ihrer Arbeit mit krebskranken Kindern an der Universitätskinderklinik Düsseldorf, einige der Kinder wollten nicht nach Hause gehen oder bald wiederkommen, um mit ihr spielen zu können.

In einer Zeit zunehmender Finanz- und Personaleinsparungen im Gesundheitswesen mag es als Illusion erscheinen, die Bewegungstherapie fest auf kinderonkologischen Stationen zu etablieren. Gleichzeitig indes wird die Bedeutung solcher Angebote für die körperliche und seelische Entwicklung, möglichst ab dem Tag der Diagnose, immer klarer.

Als Muster für eine gelungene Integration der Bewegungspädagogik in den Stationsalltag können die Angebote von Markus Wulftange, einem Diplomsportlehrer im Psychosozialen Team der Universitätskinderklinik in Leipzig, und von Berit Kopf an der Kinderonkologie der Universitätsklinik Düsseldorf genannt werden. Berit Kopf arbeitet dabei mit der Elterninitiative Kinderkrebsklinik Düsseldorf zusammen.

Der Grad an Freiheit, ja sagen zu können aber auch nein sagen zu dürfen, nimmt nach Ende der stationären Krebsbehandlung deutlich zu. Attraktive Bewegungsangebote mit hohem Aufforderungscharakter, nach denen sich gesunde wie erkrankte Kinder gleichermaßen sehnen, weisen den Weg zurück zur Normalität. Zum Programm der Kinderkrebsklinik Düsseldorf gehören deshalb auch therapeutische Reitangebote. Zusätzlich werden von der Düsseldorfer Kinderkrebsklinik für krebskranke Kinder aus allen deutschen Kinderonkologien seit vielen Jahren ärztlich und bewegungstherapeutisch begleitetete Skifreizeiten unter der Leitung von Dr. Giesela Janßen angeboten.

Auch Wulftange ist zugleich in der Elternhilfe für krebskranke Kinder in Leipzig engagiert, zu deren Angeboten auch die „Bewegungsorientierte Rehabilitation" gehört. Sport-, Spiel- und Bewegungsangebote sollen die jungen Pa-

>> *Der Grad an Freiheit, ja sagen zu können aber auch nein sagen zu dürfen, nimmt nach Ende der stationären Krebsbehandlung deutlich zu. Attraktive Bewegungsangebote mit hohem Aufforderungscharakter, nach denen sich gesunde wie erkrankte Kinder gleichermaßen sehnen, weisen den Weg zurück zur Normalität.*

》 *Sportklettern wird als ein erlebnispädagogisches Mittel betrachtet, das eigene Leistungsvermögen auszuloten.*

tienten körperlich und seelisch stabilisieren, ihnen bei der Bewältigung der Nebenwirkungen der Therapie helfen, ihre sozialen Fähigkeiten durch Teamaufgaben und Vertrauensübungen steigern und ihnen die eigenen Möglichkeiten und Grenzen aufzeigen. Sportklettern wird als ein erlebnispädagogisches Mittel betrachtet, das eigene Leistungsvermögen auszuloten. Abgesehen davon erhofft sich die Elternhilfe neue Erkenntnisse über die Auswirkungen von Bewegung und Sport auf das Immunsystem, das Herzkreislaufsystem, die Psyche und den Knochenstoffwechsel. Wulftange hat berichtet, dass Trainingsprogramme für Kinder mit Knochenkrebs dazu führten, dass sich die beschwerdefrei zurücklegbaren Gehstrecken im Alltag und im Sport verlängerten. Dies bestätigen auch eigene Beobachtungen aus dem Bereich der stationären Rehabilitation in Bad Oexen unter der Kombination von physiotherapeutischen und bewegungstherapeutischen Angeboten.

▪ Vernetzung, Behandlungs- und Rehabilitationskette

Die Behandlung der Krebserkrankung eines Kindes oder Jugendlichen und die psychosoziale Betreuung seiner Familie besteht aus mehreren Phasen und erfordert insbesondere bei knapper werdenden Ressourcen und bei zunehmender Bedeutung der Behandlung, mehr aber noch der Vermeidung von Spätfolgen eine möglichst optimale Zusammenarbeit aller an der Behandlung Beteiligten: Patient, Eltern, Kinderkrebsspezialisten und niedergelassenen Kinderärzten, Kinderkrankenschwestern, Physiotherapeuten, Bewegungs- und Kreativtherapeuten, Psychologen, Pädagogen und Heilpädagogen und Sozialarbeiter, aber eben auch Lehrer in Schulen, Trainer und Betreuer in Gruppen und Vereinen, Freunde und Schulkameraden.

Die verschiedenen Akteure werden teilweise nacheinander, teilweise nebeneinander tätig. In dieser Phase obliegt dem behandelnden Kinderkrebsspezialisten die Aufgabe, die Mitspieler in Kontakt zu bringen, die Übersicht zu bewahren und für eine sinnvoll abgestimmte Behandlung sowie Aktivitäten eines möglichst normalen Lebens zu sorgen.

Stellt man sich die Behandlung als Längsachse vor, so beginnt mit der Diagnose in der Kinderkrebsklinik die akutmedizinische Behandlung, gegebenenfalls unter Einbeziehung von Orthopädie, Chirurgie, Neurochirurgie oder Radiotherapie. Unterbrochen werden die verschiedenen Zyklen der Chemotherapie von kurzen Aufenthalten zu Hause. Der stationären Behandlung schließt sich die ambulante Phase der Behandlung an, gegebenenfalls auch eine erneute stationäre Behandlungs- und Kontrolluntersuchungsphase. Während der Erhaltungschemotherapie oder nach Ende der onkologischen Behandlung erfolgt die stationäre Familienorientierte Rehabilitation (FOR), während derer die Erhaltungschemotherapie fortgeführt wird. Daran schließen sich weitere ambulante Kontrolluntersuchungen und in gegebenem Fall die Weiterführung der Erhaltungschemotherapie an.

Mit zunehmender Verkürzung der stationären Aufenthalte bei gleichzeitiger Intensivierung der Therapie und knapper werdenden Finanz- und Personalausstattung ist es von zentraler Bedeutung, alle an der Therapie und Nachsorge des erkrankten Kindes und seiner Familie beteiligten Stellen zu vernetzen.

>> *Die verschiedenen Akteure werden teilweise nacheinander, teilweise nebeneinander tätig. In dieser Phase obliegt dem behandelnden Kinderkrebsspezialisten die Aufgabe, die Mitspieler in Kontakt zu bringen, die Übersicht zu bewahren und für eine sinnvoll abgestimmte Behandlung sowie Aktivitäten eines möglichst normalen Lebens zu sorgen.*

▪ Stationäre Familienorientierte Rehabilitation

Die stationäre Familienorientierte Rehabilitation kann einen wesentlichen Beitrag zur Vernetzung aller Akteure und Angebote und zu einer optimalen Nutzung enger werdender Ressourcen leisten. Sie dauert im Regelfall gemäß Übereinkunft der Leistungsträger und den Empfehlungen der Bundesarbeitsgemeinschaft Rehabilitation (BAR) vier Wochen. Nach individueller ärztlicher Feststellung der Notwendigkeit und der Zustimmung der Leistungsträger sind auch sechs oder in Einzelfällen sogar bis zu acht Wochen möglich.

>> *Oberstes Ziel der Rehabilitation ist es, durch gezielte therapeutische Maßnahmen den Patienten möglichst schnell wieder in die Gesellschaft einzugliedern.*

Oberstes Ziel der Rehabilitation ist es, durch gezielte therapeutische Maßnahmen den Patienten möglichst schnell wieder in die Gesellschaft einzugliedern. Die frühe Rehabilitation im Akut-Krankenhaus soll Folgeerkrankungen oder Schädigungen durch Bewegungsmangel möglichst verhindern. Familienorientierte Rehabilitation und die Rehabilitation in kleinen Patientengruppen helfen bei der Rückkehr in Schule, Ausbildung, Beruf, Familie und in die Gesellschaft.

An die akutmedizinische Behandlung schließen sich bei einigen Erkrankungen, zum Beispiel Neuroblastomen oder akuten Leukämien, eine Erhaltungs- beziehungsweise Dauerchemotherapie oder andere medikamentöse Therapien an. Während dieser Phase der Therapie, im Regelfall im Abstand von wenigen Wochen bis einigen Monaten zur akutmedizinischen Behandlung folgt eine stationäre Familienorientierte Rehabilitation in einer der von der Gesellschaft für pädiatrische Onkologie und Hämatologie (GPOH) und der Deutsche Leukämie Forschungs-Hilfe

(DLFH) empfohlenen Einrichtungen. Die Anträge stellen die Psychosozialen Dienste in Zusammenarbeit mit den Onkologen der Kinderkrebskliniken.

Anzustreben ist in jedem Fall die Rehabilitation der gesamten Familie, um die Krankheitsverarbeitung zu unterstützen, ein neues Gleichgewicht in der Familie zu finden und zur Normalität zurückzukehren. Dass ein Sohn, eine Tochter, ein Bruder, eine Schwester an Krebs erkranken, belastet nicht nur die einzelnen Familienmitglieder, sondern die Familie als Ganzes.

>> *Anzustreben ist in jedem Fall die Rehabilitation der gesamten Familie, um die Krankheitsverarbeitung zu unterstützen, ein neues Gleichgewicht in der Familie zu finden und zur Normalität zurückzukehren.*

Die stationäre Familienorientierte Rehabilitation hat zum Ziel, Patienten, Geschwister und Eltern, das heißt, die Familie als Ganzes auf dem Weg zurück in ein selbstbestimmtes Leben zu unterstützen. Dabei geht es einerseits um die langfristige Vermeidung von Schädigungen und Funktionseinschränkungen, andererseits auch um die Akzeptanz von Veränderungen des Körperbildes und von Funktionseinbußen. Im Vordergrund steht unter Nutzung medizinischer, physiotherapeutischer, psychologischer, pädagogischer und diätetischer Möglichkeiten, den Patienten so nah wie möglich an den Gesundheitszustand und die Lebensmöglichkeiten eines gleichaltrigen Gesunden heranzuführen und die Familie als Ganzes zu stabilisieren.

Das Angebot an sporttherapeutischen Programmen und sportlicher Freizeitgestaltung in Bad Oexen umfasst aber wesentlich mehr. Je nach Lust und Laune, nach körperlichen Möglichkeiten und therapeutischen Erfordernissen, können sich die Kinder auf einem Fußballplatz tummeln, Beachvolleyball oder Volleyball spielen, schwimmen, Tischtennis spielen, auf einem Abenteuerspielplatz ihren Bewegungsdrang austoben, Fahrrad fahren oder reiten. Joggen, Kegeln, Billard und Minigolf kommen hinzu. Ein Großteil der Angebote ist integrativ, das heißt, Eltern und Geschwister der krebskranken Kinder können gemeinsam mitmachen.

>> *Ein Großteil der Angebote ist integrativ, das heißt, Eltern und Geschwister der krebskranken Kinder können gemeinsam mitmachen.*

Ganz und gar unverzichtbar sind Physiotherapie, Bewegung und Sport für Kinder und Jugendliche mit Prothesen nach Amputation oder Umdrehplastik. Gangschulung und eine medizinische Trainingstherapie an Geräten, Stationstraining oder das Angebot „Muskel für kids" fördern Beweglichkeit, Koordination, Kraft und Ausdauer. Einschränkungen der körperlichen Leistungsfähigkeit, motorische Defizite, Bewegungs- und Gleichgewichtsstörungen können durch eine intensive Therapie oft erheblich gemindert oder sogar ganz überwunden werden.

Doch nur wenn ein Kind sich wohlfühlt, profitiert es auch von der Therapie. Ein Kind darf Bewegung und Sport nicht als Therapie oder Zwang empfinden, wie es die Behandlung im Akut-Krankenhaus erlebt hat. Das spielerische Element ist wichtig. Körperliche Therapie beinhaltet in Bad Oexen nach ärztlicher Beurteilung und gemeinsamer Entscheidung mit Patient und Familie Anteile aus der Physio-, Sport-, Moto- und Tanztherapie sowie der Ergo- und Kunsttherapie und der Heilpädagogik. Krankengymnastisch im engeren Sinne ist die Arbeit nach dem Oexener Drei-Säulen-Modell mit klassischer Physiotherapie, so wie viele Kinder sie bereits von zu Hause kennen, Hippotherapie, also Reittherapie, und Wassertherapie.

>> *Ein Kind darf Bewegung und Sport nicht als Therapie oder Zwang empfinden, wie es die Behandlung im Akut-Krankenhaus erlebt hat.*

Therapeutische Reitangebote für Patienten werden in Bad Oexen nach ärztlicher Entscheidung auf vier verschiedene Arten angeboten:

- Hippotherapie, das heißt Bewegungstherapie am und auf dem Pferd für erkrankte Kinder und Jugendliche

- Heilpädagogisches Reiten einzeln für erkrankte Kinder, vor allem zur Selbstwertstärkung und zum Angstabbau
- Heilpädagogisches Voltigieren, bei dem die Gruppenintegration hinzutritt als attraktives Angebot für Patienten und ihre Geschwister
- Reiten als Therapiesport für Patienten und ihre Geschwister

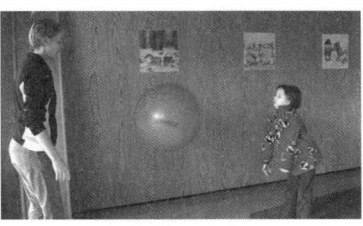

Hinzu kommt als fünftes Angebot für alle Kinder das integrative Reiten. Hier wird den gesunden Geschwistern deutlich, dass sie ebenso ernst genommen werden wie die erkrankten Kinder.

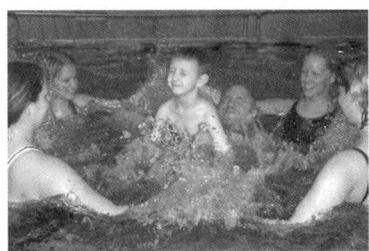

Zum Konzept gehört aber auch eine Förderung der senso-motorischen und psychomotorischen Entwicklung und der Abbau der durch Erkrankung und Therapie entstandenen Defizite. Lange Krankenhausaufenthalte und einschneidende Therapieprogramme können in heiklen Phasen die senso-motorische Integration, die Vernetzung der Sinnesempfindungen und der Muskelreaktionen, und die psychomotorische Entwicklung, die Ausformung der Wechselwirkung zwischen Geist und Körper, stören.

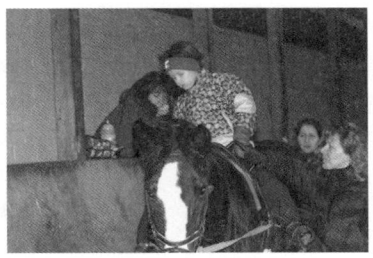

Eigene vergleichende Beobachtungen an Kindern in den USA, England und Deutschland zeigen zwar, dass die meisten Kinder nach Abschluss der Intensivtherapie diese Entwicklungsverzögerungen aufzuholen in der Lage sind. Ziel muss es jedoch sein, bereits während der onkologischen Therapie eine möglichst ungestörte Entwicklung der Kinder zu ermöglichen. Hierbei kommt Physiotherapeuten, Ergotherapeuten, Sporttherapeuten, Mototherapeuten, Kunst- und Musiktherapeuten eine besondere Bedeutung zu. Mototherapeuten befassen sich mit der Wechselwirkung zwischen Körper und Geist, der Psychomotorik. Wesentlich zum Gelingen trägt aber die Einbeziehung, Schulung und Anleitung der Eltern bei, mit ihren Kindern die senso-motorischen und psychomotorischen Fähigkeiten spielerisch zu entwickeln.

Von der Rehabilitation zur Prävention

>> Die Therapie kinderonkologischer Erkrankungen hat in den vergangenen 25 Jahren immense Fortschritte gemacht. Lag die 5-Jahres-Überlebensrate in den 60er Jahren noch bei 10 bis 20 Prozent, so liegt sie heute bei etwa 70 bis 80 Prozent.

In der Vergangenheit lag der Schwerpunkt vor allem darauf, Defizite auszugleichen, die durch die Erkrankung beziehungsweise während der Therapie entstanden waren. Aber neben dieser Behebung akuter Schäden gewinnt zunehmend die Vorbeugung von Langzeitschäden an Bedeutung, zum Beispiel durch spieltherapeutische Angebote während der akutmedizinischen Behandlung oder der frühzeitigen familienorientierten Nachsorge.

Die Therapie kinderonkologischer Erkrankungen hat in den vergangenen 25 Jahren immense Fortschritte gemacht. Lag die 5-Jahres-Überlebensrate in den 60er Jahren noch bei 10 bis 20 Prozent, so liegt sie heute bei etwa 70 bis 80 Prozent. Da sich die meisten Rückfälle bösartiger Erkrankungen im Kindesalter in den ersten zwei bis drei Jahren nach der Diagnose ereignen, sind die 5-Jahres-Überlebensraten fast identisch mit den Heilungsraten. Das bedeutet, dass in Zukunft immer mehr ehemalige Krebspatienten in unserer

Gesellschaft leben werden. Damit rücken neben das Ziel des Überlebens die Themen Lebensqualität und Spätfolgen zunehmend in den Mittelpunkt. Bewegungs- und Sportangebote sind geeignet, die Lebensqualität von Krebspatienten zu steigern und den Spätfolgen entgegenzuwirken.

■ Bewegung und Sport mit Familie und Freunden

Bewegung und Sport in der Familie wie auch in der Peergroup, also mit Gleichaltrigen und Gleichgestellten, sorgen für Normalität, und sie verbessern außer der körperlichen Leistungsfähigkeit auch die Lebensqualität. Während der Erkrankung eines Kindes haben auch die Eltern wenig Gelegenheit, sich ihren Bedürfnissen zu widmen, zum Beispiel Sport zu treiben. Gemeinsame, auf die Möglichkeiten der Kinder abgestimmte Bewegungsprogramme können wesentlich zur Heilung beitragen. Genannt wurde bereits das Skifahren, aber auch Reiten, Inline-Skaten, Sportklettern, Schwimmen, Walking kommen in Frage. Was gemeinsam unternommen werden kann, hängt auch vom körperlichen Zustand des Patienten und von der Beurteilung seiner Leistungsfähigkeit durch Arzt und Therapeut ab.

■ Die Bedeutung der Peergroup – Trendsport mit Gleichaltrigen

Entscheidend für die Lebensqualität und eine gelungene Rehabilitation von krebskranken Kindern und Jugendlichen ist der Wiedergewinn an möglichst viel Normalität und altersgemäßer Selbstständigkeit und Selbstbestimmung. Hierzu gehört vor allem auch der Kontakt zu Gleichaltrigen. Ein geeignetes Medium auf diesem Weg sind Bewegung und Sport. Als Beispiel seien Inline-Skaten und Sportklettern genannt. Diese Trendsportarten sind sehr attraktiv und haben einen hohen Aufforderungscharakter, das heißt, sie reizen zum Mitmachen. Beide werden klassischer Weise nicht im Sportverein, sondern spontan betrieben. Die Jugendlichen verabreden sich. Hier mithalten zu können, bedeutet Lebensqualität, Rückkehr in die Peergroup, die Gruppe der Gleichaltrigen und Gleichgestellten.

>> *Hier mithalten zu können, bedeutet Lebensqualität, Rückkehr in die Peergroup, die Gruppe der Gleichaltrigen und Gleichgestellten.*

Untersucht hat das die Sportwissenschaftlerin Annika Führer von der Deutschen Sporthochschule Köln im Rahmen ihrer Diplomarbeit zum Thema „Auswirkungen eines Trendsportprogramms auf die Lebensqualität in der pädiatrischen Onkologie – Inline-Skaten und Klettern in der Rehabilitationsklinik Bad Oexen". Gezeigt werden konnte in dieser Untersuchung eine Steigerung der Lebensqualität, die auch noch bei einer Kontrolluntersuchung drei Monate nach Abschluss der Reha-Maßnahme in über drei Viertel der Fälle anhielt.

▪ Sport in Schule und Verein

Zur Normalisierung des Alltags gehört zwingend die Wiedereingliederung in Kindergarten und Schule, dort auch die Teilnahme am Sportunterricht. Das hat mehrere Voraussetzungen. Die Klasse muss in altergerechter Weise, etwa in Form einer Schulstunde über die Krankheit und die Folgen informiert werden: Was kann ich? Was kann ich nicht? Wo muss ich aufpassen? Wo könnt Ihr und Eure Eltern mir helfen? Erfahrungsgemäß stellt dies ein eher geringes Problem dar.

Von gleicher Bedeutung ist es aber, auch die Eltern der Schulkameraden und die Lehrer, die für die Sicherheit des Kindes, zum Beispiel beim Sportunterricht, verantwortlich sind, über den Gesundheitszustand, das Leistungsvermögen und Besonderheiten zu informieren. Soll ein krebskrankes Kind nach eigenem Ermessen über die Teilnahme am Sportunterricht entscheiden dürfen? Wie kann verhindert werden, dass sich ein krebskrankes Kind ansteckt, etwa mit Windpocken? Die Akut-Therapie und die anschließende Dauertherapie haben die Abwehrkräfte der Kinder geschwächt. So können einerseits Ängste und Überforderungen vermieden werden, andererseits aber auch Unterforderung, etwa durch Ausschluss vom Sportunterricht.

Benotungen machen überall da Sinn, wo krebskranke Kinder mit gesunden Gleichaltrigen mithalten können. Wo krankheitsspezifische Defizite vorliegen, ist eine Benotung für die soziale Akzeptanz in der Klassengemeinschaft hinderlich und zugleich ungerecht.

Eine enge Kooperation zwischen Kinderkrebsklinik und Schule ist sehr hilfreich, aber auch zwischen Klinik und Sportvereinen. In vielen Vereinen sind Angehörige therapeutischer Heilberufe ehrenamtlich tätig, zum Beispiel Physiotherapeuten, Sportlehrer und Ärzte. Enger Kontakt zwischen onkologischer Klinik und diesen Experten ermöglicht es häufig, dass krebskranke Kinder gemeinsam mit ihren Geschwistern und anderen gesunden Kindern Sport treiben und wieder ins normale Leben integriert werden können.

Neben diesen Angeboten gibt es auch an einigen Kliniken regelmäßige Bewegungs- und Sportangebote für krebskranke Kinder, teilweise auch gemeinsam mit ihren Geschwis-

>> *Von gleicher Bedeutung ist es aber, auch die Eltern der Schulkameraden und die Lehrer, die für die Sicherheit des Kindes, zum Beispiel beim Sportunterricht, verantwortlich sind, über den Gesundheitszustand, das Leistungsvermögen und Besonderheiten zu informieren.*

>> *Eine enge Kooperation zwischen Kinderkrebsklinik und Schule ist sehr hilfreich, aber auch zwischen Klinik und Sportvereinen.*

tern und auch Eltern. Häufig werden diese Angebote in enger Kooperation zwischen Elternvereinen und Kliniken gemacht. Informationen über verfügbare Angebote gibt es bei den Kliniken.

▪ Angebote an und von Kinderkrebskliniken

Die Bewegungs- und Sportangebote an den Kinderkrebs-kliniken sind sehr unterschiedlich. An vielen Kliniken gibt es seit längerem solche Angebote im Rahmen von Freizeiten und Projekten. Mehrere Kliniken bieten für Kinder und Ju-gendliche ambulante Bewegungs- und Sportprogramme an, so die Skifreizeiten der Universitätskinderklinik Düsseldorf für krebskranke Kinder aus ganz Deutschland. Ganz wenige Kliniken machen Bewegungsangebote auch bereits während der Akutbehandlung auf Station. Diese Angebote werden fast ausnahmslos durch Eltern- und Fördervereine finan-ziert. In Leipzig ist es die bereits erwähnte Elternhilfe.

>> *Ganz wenige Kliniken machen Bewegungsangebote auch bereits während der Akutbehandlung auf Station. Diese Angebote werden fast ausnahmslos durch Eltern- und Fördervereine finan-ziert. In Leipzig ist es die bereits erwähnte Elternhilfe.*

Der Sportwissenschaftler Dr. Freerk T. Baumann von der Deutschen Sporthochschule Köln zeigte in einer Studie mit erwachsenen Patienten der Klinik für Knochenmarktrans-plantationen in Idar-Oberstein, dass Bewegungstherapie im Rahmen von Chemotherapie und Isolation nicht nur möglich ist, sondern auch positive Effekte auf die Leistungs-fähigkeit und Lebensqualität der Patienten hat. Die Pati-enten, die täglich auf einem Fahrrad-Ergometer trainierten, erholten sich schneller und wiesen eine deutlich bessere Lungenfunktion auf als eine Kontrollgruppe, die nur leichte Physiotherapie erhielt. Solche bewegungstherapeutischen Studien müssen in naher Zukunft auch mit krebskranken

Kindern gemacht werden, um die Machbarkeit und Effektivität von körperlichen Aktivitäten in der pädiatrischen Akutbehandlung zu belegen und in die Krankenhäuser zu integrieren.

Viele Kinderkrebskliniken nutzen inzwischen auch die Angebote des Heidelberger Waldpiraten-Camps der Deutschen Kinderkrebsstiftung. Auch dort gehören Bewegung und Sport zum Therapiekonzept der Erlebnispädagogik.

■ Der Umgang mit Sport und Krebs im Waldpiraten-Camp

Im Waldpiraten-Camp der Deutschen Kinderkrebsstiftung treffen sich krebskranke Kinder und Jugendliche im Alter von 9 bis 19 Jahren zu 10tägigen Campeinheiten. Die Leiterin des Camps, Gabriele Geib, und ihr Team:

„In unserer erlebnispädagogisch ausgerichteten Arbeit führen wir bis zu 25 verschiedene Aktivitäten durch. Etwa die Hälfte davon sind sportlicher Natur. Wir bieten Rudern, Kanu und Kanadiertouren, Schwimmen, Baumklettern, Tauchen mit Geräten, Akrobatik, Hochseilgarten, Bogenschießen, Radtouren, Jonglieren, Reiten, Tischtennis, Fußball, Basketball sowie Spiel- und Sportturniere an. Unsere Auswertungen haben gezeigt, dass die sportlichen Aktivitäten sich mit der Note 1,3 als Spitzenreiter behaupten. Außerdem wird immer mehr Zeit für Tischtennis, Fußball, Volleyball und Basketball von den Teilnehmern eingefordert – Zeit, um Sport zu treiben, um zu spielen.

Diese Aktivitäten hinterlassen bei den Kindern einen tiefen Eindruck und haben den höchsten Erlebniswert. Nachfolgend zitierte Gespräche sind noch lange in den Hütten zu hören.

》》 *Solche bewegungstherapeutischen Studien müssen in naher Zukunft auch mit krebskranken Kindern gemacht werden, um die Machbarkeit und Effektivität von körperlichen Aktivitäten in der pädiatrischen Akutbehandlung zu belegen und in die Krankenhäuser zu integrieren.*

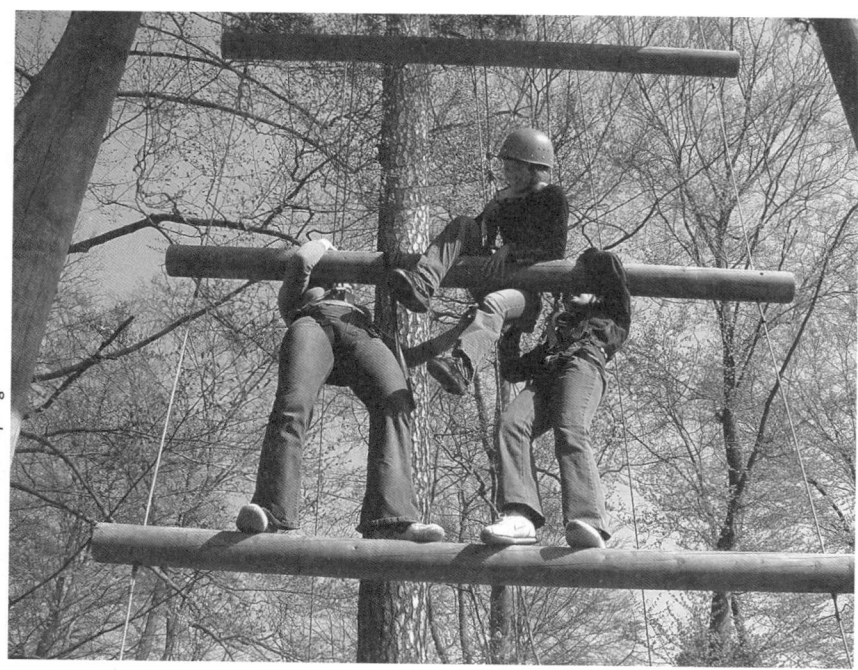

‚Und dann sind wir mit den Mountainbikes voll den schmalen, steilen Weg runter gefahren.' ‚Ich bin blind über den Hochseilsteg gelaufen mit der Karin.' Und gehen bei der Kanutour versehentlich ein paar Teilnehmer baden, können alle lachen und auch ruhige Kinder ausgelassen und fröhlich sein.

Viele Camper probieren hier wieder Sportarten aus und wir hören dann: ‚Das war das erste Mal seit meiner Erkrankung, dass ich wieder Radfahren war, und es geht noch.' Wenn im bergigen Odenwald die Fahrräder mal geschoben werden müssen, tun sie es oft gemeinsam und ohne zu jammern, bis sie voller Stolz am Camp wieder ankommen.

Was den Sport so wertvoll macht, ist die Möglichkeit, etwas zu schaffen, an dem man vorher gezweifelt hat. Sich zu testen, die eigenen Grenzen zu überwinden, ist den Kindern besonders wichtig. Wenn sie zunächst sagen: ,Ich kann nicht paddeln, ich bin nicht mehr so stark.' ,Ich weiß nicht, ob ich die Kletterwand noch hochkomme, jetzt....' ,Ich glaub, ich halt die anderen auf, mit der Prothese ....' und sich dann der Erfolg einstellt, so führt dies unweigerlich zu einem neuen Selbstwertgefühl und auch zu einer besseren Akzeptanz des eigenen Körpers.

Für unsere Arbeit bedeutet dies, sportliche Aspekte in den Vordergrund zu stellen, Sport wieder zum Spaß werden zu lassen, damit die Kinder ihre eigenen Fähigkeiten wieder ausprobieren und im Gruppenerleben das eigene Wohlbefinden steigern können.

Fallbeispiel: Tim definierte sich bis zu seiner Erkrankung als Leistungssportler. Sport gehörte zu seinem Leben und war prägend für sein Selbstbild. Nach der Krankheit waren größere Anstrengungen für ihn nicht mehr möglich, er hing so zu sagen ,im luftleeren Raum'. Seine Berichte über frühere Leistungen passten nicht zu seinem jetzigen Bild. Sein Anspruch an Sport war so hoch, dass er Dinge, die er noch bewältigen konnte, nicht als Sport akzeptierte. Beim Bogenschießen fand Tim endlich wieder zu sich selbst. Dies war auch in seinen Augen Sport und er konnte ihn meistern. Sein altes Selbstbild und seine Achtung vor sich selbst kamen zurück. Ähnliches erleben wir beim Tauchen.

》 *Teilnehmer, die noch schwach sind oder Bewegungseinschränkungen haben, genießen das Angebot und die Hilfestellung, weil sie ohne Leistungsdruck von außen auch ihre persönlichen Siege feiern können.*

Teilnehmer, die noch schwach sind oder Bewegungseinschränkungen haben, genießen das Angebot und die Hilfestellung, weil sie ohne Leistungsdruck von außen auch ihre persönlichen Siege feiern können. ,Wo kann ich schon mal mit Fußball spielen, wenn nicht hier!' ,Wir haben auch Basketball in der Schule.'

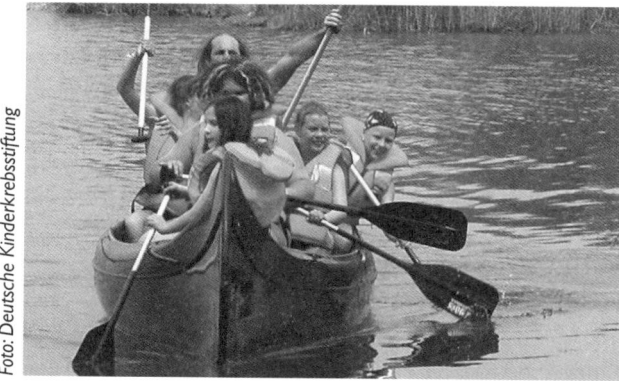

Foto: Deutsche Kinderkrebsstiftung

‚Toll dann kannst du das ja schon.' Nein, gemacht hab ich es noch nie.'Will sagen: ‚Ich habe mich nicht getraut.'

Sport als Methode birgt wunderbares Potenzial für pädagogische Arbeit: Hier gibt es Regeln, Zusammenarbeit, Chancengleichheit, Verzicht, Sieg, Niederlage, Gleichgesinnte, Freunde. Die Kinder lieben Sport und haben Freude an der Bewegung. Im Camp ist es möglich, jedem – ungeachtet seines Handicaps – diese Freude und den Stolz auf die eigene Leistung zukommen zu lassen."

▪ Netzwerkbildung – Fördervereine und Bunte Kreise

Für die Zukunft bietet sich eine Vernetzung an und zwar der Bewegungs- und Sportangebote im akutmedizinischen stationären Sektor mit den stationären Rehabilitationsangeboten der von der Gesellschaft für pädiatrische Onkologie und Hämatologie (GPOH) empfohlenen FOR-Kliniken und den ambulanten Therapie- und Freizeitangeboten sowie bewegungspädagogischen Projekten.

Gerade in Zeiten immer enger werdender Budgets ist eine optimale Nutzung aller zur Verfügung stehenden Ressourcen von großer Wichtigkeit. Hierbei kommt den Kliniken, aber auch den Eltern-, Förder- und Sportvereinen eine entscheidende Rolle zu.

Zum Erfolg beitragen können die Gründung von Netzwerken zur psychosozialen Betreuung krebskranker Kinder und ihrer Familien wie zum Beispiel 2005 in Leipzig. Die Initiative ging von der Leipziger Selbsthilfe für krebskranke Kinder und Prof. Dr. med. Dieter Körholz, dem Leiter der Kinderkrebsklinik in Leipzig, aus. In das Leipziger Netzwerk eingebunden werden sollen niedergelassene Kinder- und Jugendärzte sowie Hausärzte, Psychologen, Psychotherapeuten, Beratungsstellen, Physio-, Moto-, Musik-, Kunst- und Ergotherapeuten sowie Rehabilitationseinrichtungen und private Pflegedienste, welche zukünftig stärker in die ambulante Betreuung junger Krebspatienten nach stationärer Intensivtherapie einbezogen werden sollen.

Als weiterer kompetenter Partner könnten sich die „Bunten Kreise" erweisen. Das sind Vereine, die sich vor Ort mit einem Team aus Pflegekräften, Sozialarbeitern, Medizinern und Psychologen um die Nachsorge chronisch kranker Kinder kümmern. Dazu schreibt die Leiterin des Bunten Kreises Duisburg, die Kinder- und Jugendärztin Dr. med. Tanja Höll:

„Der Bunte Kreis Duisburg e.V. hilft Familien, die zu früh geborene, schwerst oder chronisch kranke Kinder haben – und damit natürlich auch den onkologisch erkrankten Kindern. Wir bieten Nachsorge für die Familien, die den Übergang zwischen der stationären und der ambulanten Phase vereinfachen soll. Dazu gehört die Nutzung des vor Ort bereit stehenden An-

>> *Gerade in Zeiten immer enger werdender Budgets ist eine optimale Nutzung aller zur Verfügung stehenden Ressourcen von großer Wichtigkeit. Hierbei kommt den Kliniken, aber auch den Eltern-, Förder- und Sportvereinen eine entscheidende Rolle zu.*

>> *Als weiterer kompetenter Partner könnten sich die „Bunten Kreise" erweisen.*

gebots an Frühförderung, Physiotherapie, Sport- und anderen -therapien sowie die Anbahnung von Reha-Aufenthalten, etwa in Bad Oexen.

Der Bunte Kreis Duisburg ist ein kleiner Verein, der sich bislang ausschließlich aus Spenden finanziert und daher kein eigenes Sport- und Therapieangebot bereit stellen kann. Wir pflegen aber ein großes Netzwerk, das laufend aktualisiert wird und in dem auch Angebote für onkologisch erkrankte Kinder wie Gesprächs-gruppen und Therapieangebote jeglicher Art vorhanden sind. Der Bunte Kreis Augsburg, so zu sagen die Mutter aller bunten Kreise, besteht bereits seit 13 Jahren. Durch die großzügige Un-terstützung eines ansässigen Unternehmens kann der dortige Bunte Kreis ein deutlich größeres Angebot stellen als wir. Unter anderem ist das therapeutische Reiten seit einiger Zeit fest im Programm.

>> *Für all die Kinder, die über Monate oder länger durch die Krankheit und die Therapienotwen-digkeiten erheblich eingeschränkt waren, sind Bewegung und Sport ein wichtiges Mittel, um Selbstver-trauen zurück zu erhalten.*

Dass ich als Kinder- und Jugendärztin Bewegung und Sport für einen ganz wesentlichen Bestandteil der Nachsorge aller chro-nisch kranken Kinder halte, ist klar. Für all die Kinder, die über Monate oder länger durch die Krankheit und die Therapienot-wendigkeiten erheblich eingeschränkt waren, sind Bewegung und Sport ein wichtiges Mittel, um Selbstvertrauen zurück zu erhalten. Auch die zurückerlangte Kontrolle über den eigenen Körper, über den in der Klinik oft fremde Leute bestimmt haben, ist für die Kinder ein wichtiges Erlebnis. Die Möglichkeit, wieder am Leben teil zu nehmen, ist für alle schwer Kranken eine Erleichterung. Denn zu der eigentlichen Erkrankung kommen immer Einbußen an Funktionalität hinzu. Außerdem vermindern sich die Möglichkeiten der Teilnahme am altersgerechten gesell-schaftlichen Leben. Und zuletzt, aber nicht zu unterschätzen: Das Erlebnis, wieder Spaß zu haben, zu lachen und auf sich selbst vertrauen zu können!"

Zusammenfassung und Ausblick

D ie Heilerfolge der pädiatrischen Onkologie in den vergangenen 25 Jahren haben dazu geführt, dass immer mehr Menschen in unserer Gesellschaft leben, die als Kind oder Jugendlicher Krebs hatten. Neben dem Überleben sind zunehmend die Aspekte Lebensqualität und Teilhabe an der Gesellschaft in den Mittelpunkt gerückt.

Psychosoziale Betreuung hat dank der Einigkeit von Ärzten, Therapeuten und Eltern seit mehr als 20 Jahren ihren festen Platz in der Kinderkrebsheilkunde. In jüngster Zeit hinzu gekommen ist die Erkenntnis, dass Bewegung und Sport auch als ambulante Angebote außerhalb der FOR wichtig sind für soziale Integration und gute Lebensqualität. Für die Heilung, die auch soziale und seelische Gesundung, körperliches Wohlbefinden und Leistungsfähigkeit beinhaltet, sind Bewegung und Sport wesentliche Hilfen.

>> *Sinnvoll sind Bewegungs- und Sportangebote ab dem Tag der Diagnose über die Zeit der stationären chemo- und strahlentherapeutischen und gegebenenfalls operativen Phase bis in die Nachsorgezeit.*

Sinnvoll sind Bewegungs- und Sportangebote ab dem Tag der Diagnose über die Zeit der stationären chemo- und strahlentherapeutischen und gegebenenfalls operativen Phase bis in die Nachsorgezeit. Hier hat die stationäre Familienorientierte Rehabilitation eine Schrittmacherfunktion. Rehabilitationsmaßnahmen für Familien mit einem krebskranken Kind werden seit nunmehr 20 Jahren im Kinderhaus der Klinik Bad Oexen in Bad Oeynhausen und auf der Katharinenhöhe in Schönwald angeboten. Inzwischen hat sich die Zahl der FOR-Kliniken um drei auf fünf erhöht. Hinzu gekommen sind die Brandenburg Klinik in Bernau-Waldsiedlung, die Syltklinik in Wennigstedt und die Nachsorgeklinik Tannheim im Schwarzwald. Diese Einrichtungen sind in der Arbeitsgemeinschaft Familienorientierte Rehabilitation (AGFOR) zusammengeschlossen, der unter anderem auch die Gesellschaft für pädiatrische Onkologie und Hämatologie (GPOH) und die Deutsche Leukämie-Forschungshilfe (DLFH) angehören.

Wesentlich ist der Wunsch der Kinder, in der Peergroup so weit wie möglich mitzuhalten Sind die Kinder körperlich in der Lage, sich in Alltagssituationen, in Schule und Freizeit, zu integrieren, so ist eine Grundvoraussetzung für eine möglichst normale soziale und autonome Entwicklung erfüllt. Zudem muss aber auch die Akzeptanz körperlicher Beeinträchtigungen gefördert und erlernt werden.

> *Sind die Kinder körperlich in der Lage, sich in Alltags-situationen, in Schule und Freizeit, zu integrieren, so ist eine Grundvoraussetzung für eine möglichst normale soziale und autonome Entwick-lung erfüllt.*

Die Erfahrung mit krebskranken Kindern lehrt, dass oft nicht die objektive Leistungsfähigkeit entscheidend für die subjektiv empfundene Lebensqualität ist, sondern die Balance zwischen dem Erreichen des Erreichbaren und der Akzeptanz von Beeinträchtigungen, wie einer Amputation oder einer Umdrehplastik bei Knochenkrebs im Bein.

Wegen der Gründe gegen eine flächendeckende Versorgung mit Bewegungs- und Sportangeboten ist es umso wichtiger, dass im Rahmen der Behandlungs- und Reha-Kette Akutklinik – Ambulante Betreuung – Reha-Klinik – Kinder- und Jugendarzt lokale Netzwerke entstehen. Einbezogen werden könnten zum Beispiel die Bunten Kreise,

Es gibt aber auch ein nachahmenswertes Beispiel für die Integration der Krebsnachsorge für Kinder in ein Vereinsangebot. Der Verein für Gesundheitssport und Sporttherapie (VGS) Düsseldorf/Ratingen bietet seit 1985 in Kooperation mit den Universitätsklinken Düsseldorf Sport für tumorkranke Kinder mit Bewegungseinschränkungen an.

Dazu die Vereinsgeschäftsführerin Simone Schlierkamp: *„Die sportliche Betätigung im Umgang mit der Behinderung ermöglicht das Entdecken neuer Bewegungsmöglichkeiten. Über vielseitige Bewegungserlebnisse ermöglichen wir den Kindern einen positiven Zugang zu ihrem Körper. Durch gezielte spielerische Schulung werden das Gleichgewichtsvermögen und die Koordination sowie das Wahrnehmen und Erleben verbessert. Die Leistungsfähigkeit kann somit gesteigert werden. Positive Bewegungserlebnisse unterstützen die Stärkung des Selbstbewusstseins, wodurch Ängste von Kindern und Eltern abgebaut werden können. Die Persönlichkeitsentwicklung eines jeden Kindes wird positiv unterstützt. Die sozialen Kontakte unter den Betroffenen fördern den Erfahrungsaustausch und die Akzeptanz. Es soll somit versucht werden ein ehemals krebskrankes Kind in den regulären Schulsport wieder einzugliedern.“*

>> *Positive Bewegungserlebnisse unterstützen die Stärkung des Selbstbewusstseins, wodurch Ängste von Kindern und Eltern abgebaut werden können.*

Parallel werden an einigen größeren Kinderkrebszentren mit Unterstützung von Eltern bereits während der stationären Behandlung, vor allem aber während der ambulanten Therapie und der Nachsorge, Sport- und Bewegungsangebote gemacht. Abgesehen von der Universitätskinderklinik Leipzig sei die Universitätskinderklinik Düsseldorf genannt, mit ihren von der dortigen Elterninitiative geförderten ambulanten Bewegungs- und Sportangeboten, der bundesweit offenen Ski-Freizeit, auch für Amputierte. Hinzu kommen die in jüngster Zeit modellhaft durchgeführten Bewegungsangebote während der stationären Therapie.

Bewegung und Sport stellen einen wichtigen Stützpfeiler für eine körperlich, seelisch und sozial gesunde Entwicklung krebskranker Kinder und ihrer Geschwister dar und tragen wesentlich zu einer hohen Lebensqualität, altersgemäßen Autonomie-Entwicklung und zu einem möglichst normalen Leben bei.

In Deutschland sind in den vergangenen 20 Jahren viele lokale, überregionale und sogar bundesweite Initiativen und Angebote im Bereich Bewegung und Sport für krebskranke Kinder und Jugendliche entstanden. Um sie auf dem Weg zurück ins normale Leben optimal zu unterstützen, ist eine Vernetzung aller Akteure und Angebote nötig. Dazu müsste die Behandlungs- und Rehabilitationskette von stationärer akutmedizinischer Behandlung, stationärer Familienorientierter Rehabilitation und ambulanter Therapie und von Kontrolluntersuchungen gestärkt werden. Die Beteiligung der Eltern, ihrer Vereine sowie ihrer Dachorganisation DLFH und der ihr angeschlossenen Kinderkrebsstiftung ist dafür unabdingbar; die Schaffung von Plattformen wie der Bunten Kreise ist wünschenswert und geeignet zur Schaffung von Netzen.

Foto: Klinik Bad Oexen

Konstantin A. Krauth, Jahrgang 1963, Medizinstudium in Heidelberg mit Studienaufenthalten in Newcastle-upon-Tyne/Nordengland, Detroit/Michigan und Houston/Texas, Weiterbildung zum Kinder- und Jugendarzt in Düsseldorf, dort intensive Arbeit mit krebskranken Kindern und Jugendlichen, seit 1999 leitender Kinder- und Jugendarzt in der Klinik Bad Oexen in Bad Oeynhausen, einer Klinik für Familienorientierte Rehabilitation mit den Indikationen Krebs, angeborene Herzfehler, Knochenmark- und Organtransplantationen und angeborene Stoffwechselerkrankungen.

Sport nach Brustkrebs

Markus Keller

ast jede neunte Frau erkrankt an Brustkrebs, und mit jährlich fast 50.000 Neuerkrankungen stellt der Brustkrebs in Deutschland die häufigste Krebserkrankung der Frau dar.

Mit der Behandlung gehen Veränderungen einher, die häufig erheblichen Einfluss auf das Selbstbild, mitunter aber auch auf das körperliche Leistungsvermögen haben. Allerdings wurde in den letzten Jahren die Therapie so erheblich verbessert, so dass gerade die sportliche Belastbarkeit im günstigsten Falle nicht eingeschränkt wird.

Inzwischen nämlich beträgt der Anteil der brusterhaltend operierten Patientinnen bis zu 80 Prozent. Zudem kann eine neue Diagnose- und Therapiemethode vielen Frauen eine ausgedehnte Lymphknotenentfernung in der Achselhöhle mitsamt den Nebenwirkungen ersparen.

Krebsgeschwulste streuen in erster Linie nicht über die Blutbahn, sondern über das Lymphsystem, das die Flüssigkeit zwischen den Zellen kanalisiert. Entlang der Lymphgefäße befinden sich Lymphknoten als Filterstationen. Sie fangen alles ab, was nicht in die Lymphe gehört, auch Krebszellen. Gelingt es der Immunabwehr nicht, die Krebszellen im Lymphknoten zu töten, entstehen daraus Tochtergewulste.

Die Hauptrolle in der neuen, schonenden Methode spielen die Wächterlymphknoten. Das sind in den Lymphbahnen diejenigen Filterstationen, die den Organen am nächsten liegen. Wenn sie frei sind von Absiedlungen eines benach-

>> *Inzwischen beträgt der Anteil der brusterhaltend operierten Patientinnen bis zu 80 Prozent Zudem kann eine neue Diagnose- und Therapiemethode vielen Frauen eine ausgedehnte Lymphknotenentfernung in der Achselhöhle mitsamt den Nebenwirkungen ersparen.*

barten Tumors, dann kann auf die vorsorgliche Entfernung der um die 20 anderen Lymphknoten in der Achselhöhle verzichtet werden. Eventuell werden nur die Lymphknoten in unmittelbarer Nachschaft herausgenommen.

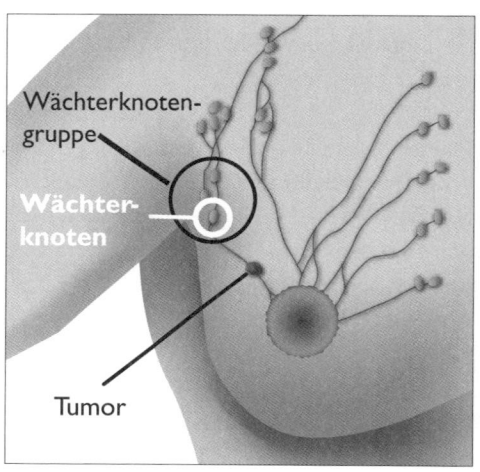

Abb. 1
Die Tumorzellen wandern die Lymphbahn entlang zuerst in den Wächterlymphknoten. Werden sie dort nicht von der Immunabwehr zerstört, bilden sie Metastasen.

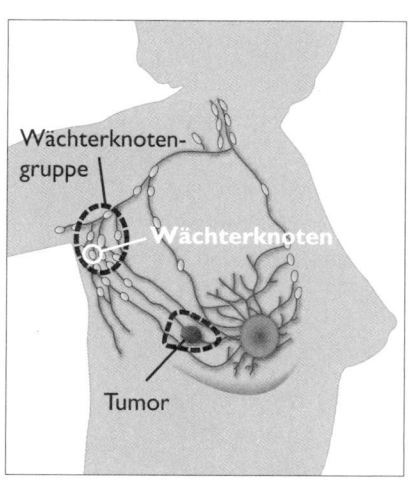

Abb. 2
In den meisten Fällen wird der Brustkrebs brusterhaltend operiert, das heißt über zwei separate Schnitte werden der Tumor und die Lymphknoten beziehungsweise der Wächterlymphknoten entfernt.

Abb. 3
In manchen Fällen, zum Beispiel bei sehr ausgedehnten Vorstufen des Brustkrebses, kann es erforderlich sein, den gesamten Brustdrüsenkörper zu entfernen.

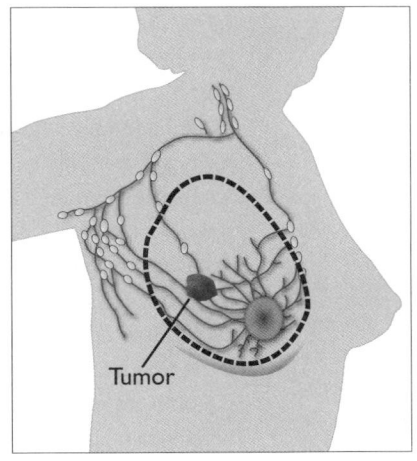

Tumor

Abb. 4
Bei bestimmten Krebsarten beziehungsweise Erkrankungsstadien ist eine Brusterhaltung nicht möglich. Bei der Entfernung der gesamten Brust werden in der Regel vom gleichen Schnitt aus die Lymphknoten in der Achselhöhle entfernt.

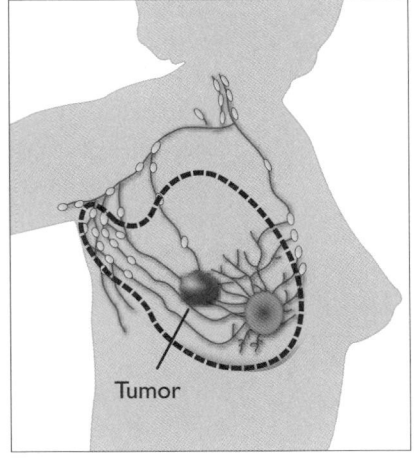

Tumor

So entscheidend die Erhaltung der Brust für das Selbstbild der Krebspatientinnen ist, so entscheidend ist die Erhaltung des Lymphknotengeflechtes unter der Achsel für die

>> So entscheidend die Erhaltung der Brust für das Selbstbild der Krebspatientinnen ist, so entscheidend ist die Erhaltung des Lymphknotengeflechtes unter der Achsel für die körperliche Leistungsfähigkeit

körperliche Leistungsfähigkeit. Schulter und Arm bleiben beweglich, weil kein Narbengewebe das Gelenk behindert. Es bilden sich keine tauben Stellen auf der Haut, weil keine Hautnerven durchtrennt wurden. Der Arm schwillt nicht schmerzhaft an, weil die Lymphe normal abfließen kann. Die Immunabwehr wird nicht beeinträchtigt, weil die Lymphknoten in der Achselhöhle als Schadstoff-Filter erhalten bleiben.

Den Wächter zu lokalisieren, ist einfach. Nahe am Tumor wird eine leicht radioaktive oder eine blaue Flüssigkeit in die oder unter die Haut gespritzt. Sie wird von der abfließenden Lymphe des Tumorgewebes in den nächstgelegenen Lymphknoten geschwemmt.

Die Farbkonzentration macht den Wächterlymphknoten mit einem kleinen Einschnitt auffindbar. Wird ein radioaktives Präparat zum Markieren genommen, dann lässt sich mit einer Gammastrahlen-Kamera, einem speziellen Geigerzähler, der Wächter aufspüren, um entnommen zu werden. Beide Spürtechniken können auch gemeinsam angewendet werden. Die Treffergenauigkeit liegt dann bei über 90 Prozent. Die Wahrscheinlichkeit, dass der Tumor noch nicht gestreut hat, wenn sich im Wächter keine Krebszellen finden, erreicht 95 Prozent.

Die Erfolgstendenz ist steigend, denn die Fortschritte bei der Früherkennung erlauben die Entdeckung von Tumoren in einem Entwicklungsstadium vor der Streuung.

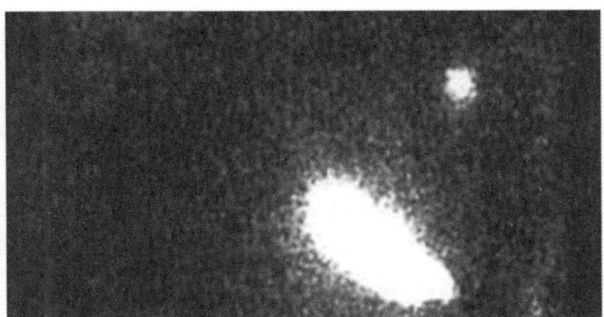

Abb. 5
Szintigraphische Darstellung des Wächterlymphknotens
mit Hilfe einer Gammastrahlen-Kamera: Zunächst wird
im Bereich des Tumors eine radioaktive Substanz unter die
Haut injiziert. Nach einiger Zeit wird die Radioaktivität gemessen und in ein Bild umgesetzt. Man erkennt auf dem Bild
einen stark anreichernden Herd, der dem Tumor entspricht.
Rechts darüber zeigt sich ein weiterer, etwas schwächerer
Punkt. Dieser entspricht dem Wächterlymphknoten.

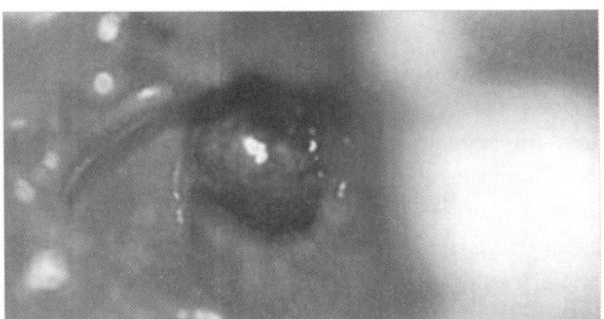

Abb. 6
Auf dem Bild sieht man einen durch Farbstoff dunkel an-
gefärbten Wächterlymphknoten. Meistens sind auch die
zuführenden Lymphgefäße blau angefärbt und erleichtern
dem Operateur so das Auffinden des Wächterlymphknotens.

Es gibt jedoch immer noch Fälle, in denen die Achsellymph-
knoten entfernt werden müssen, zum Beispiel, wenn der
Wächterlymphknoten befallen ist. Dann muss auf die Operation gezielte Physiotherapie folgen, da sich hierdurch eine
Wiederherstellung der vollen Armbeweglichkeit im Schulter-
Armgelenk erzielen lässt. Nötig sind dann manchmal auch
regelmäßige Lymphdrainagen beim Physiotherapeuten.

Welche Sportarten sind geeignet?

>> Grundsätzlich gilt auch für Patientinnen mit Brustkrebs, dass Sport eine positive Wirkung auf die körperliche und seelische Krankheitsverarbeitung haben kann.

Grundsätzlich gilt auch für Patientinnen mit Brustkrebs, dass Sport eine positive Wirkung auf die
körperliche und seelische Krankheitsverarbeitung haben kann. Günstig sind vor allem Ausdauer betonte
Sportarten wie Walking, Wandern, Laufen, Radfahren und
insbesondere Schwimmen.

Schwimmen stärkt nicht nur das Herz-Kreislauf-System,
sondern es löst auch Verspannungen im Bereich der Schul-
ter-Arm- sowie der Brustmuskulatur, wie sie häufig nach
der Operation auftreten können. Dies gilt insbesondere
für Frauen, deren Brust amputiert werden musste. Auch
dabei werden die Lymphknoten in der Axelhöhle teilweise
entfernt oder ganz entnommen. Bei fortgeschrittenem
Brustkrebs, der in die Brustwand eingewachsen ist, kann
es auch erforderlich sein, einen Teil der Brustmuskulatur
mit zu entfernen.

Mit Hilfe spezieller Badeanzüge, in die eine Prothese einge-
arbeitet ist, lässt sich der Brustverlust optisch gut ausglei-
chen. Auch dies kann Frauen helfen, mit der veränderten

Situation klar zu kommen und wieder ein normales Leben zu führen.

Sportarten wie Tennis, Golf oder Skilaufen sind heutzutage nicht mehr tabu für diese Patientinnen. Das gilt ohne Einschränkungen für Frauen, bei denen nur der Wächterlymphknoten entfernt wurde. Auch ein Großteil der Patientinnen mit konventioneller Lymphknotenentfernung kann weiterhin in diesen Sportarten aktiv sein, wobei es hier allerdings individuelle Einschränkungen gibt. Sie lassen sich nach dem Ende der Therapie in der Rehabilitation feststellen. Wer später eine neue Sportart ausüben möchte, sollte seinen Arzt um Rat fragen.

>> *Sportarten wie Tennis, Golf oder Skilaufen sind heutzutage nicht mehr tabu für diese Patientinnen. Das gilt ohne Einschränkungen für Frauen, bei denen nur der Wächterlymphknoten entfernt wurde.*

Wann kann mit dem Sport begonnen werden?

Die Frage, wann Patientinnen mit welchem Sport beginnen können, lässt sich nur individuell beantworten. Die meisten Frauen benötigen nach der Operation eine ergänzende Chemo- und/oder Hormontherapie, häufig gefolgt von einer Bestrahlung. Während einige Frauen diese Behandlung gut vertragen und bereits parallel dazu wieder mit leichter sportlicher Betätigung beginnen, müssen andere pausieren, da sie unter erheblichen Nebenwirkungen leiden.

Klar ist, dass der Körper Zeit braucht, das Leistungsvermögen ganz oder wenigstens teilweise wieder zu erlangen. Darum ist vor allzu großen Anstrengungen zu warnen. Empfehlenswert sind mittlere Belastungen wie Spaziergänge, Walken oder Schwimmen.

Die Wundheilung ist selbst bei vollständiger Entfernung der Brust und der Lymphknoten in der Achselhöhle nach 3 Wochen soweit abgeschlossen, dass mit dem Schwimmen wieder begonnen werden kann. Bei ausgedehnten plastischen Operationen zum Wiederaufbau der Brust verlängert sich dieses Intervall auf etwa 6 bis 8 Wochen. Sollte eine Bestrahlung erforderlich sein, so kann nach Absprache mit dem Strahlentherapeuten ungefähr 4 bis 6 Wochen nach Beendigung der Strahlentherapie mit dem Schwimmen begonnen werden.

In unserem Klinikum gibt es seit etwa einem Jahr eine Walking-Gruppe für onkologische Patienten, die von erfahrenen Übungsleitern betreut wird. Unter professioneller Anleitung wird hier den Patienten der Einstieg in eine sinnvolle sportliche Betätigung erleichtert, die zum Teil die Therapie begleitet. Dieses Angebot ermöglicht es den Patienten, neben der sportlichen Betätigung soziale Kontakte zu knüpfen und Erfahrungen auszutauschen.

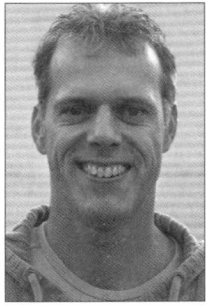

Dr. Markus Keller, Jahrgang 1964, arbeitet als Facharzt für Frauenheilkunde und Geburtshilfe. Er ist Oberarzt am Schwarzwald-Baar-Klinikum mit angeschlossenem Brustzentrum. Seine Schwerpunkttätigkeit liegt im Bereich der gynäkologischen Onkologie. Er ist begeisterter Ausdauersportler und Marathonläufer, mit Erfahrung im Spitzensport. Er wurde in den Jahren 1988, 1991 und 1992 deutscher Meister.

OnkoWalking – Der sanfte Sport für Krebspatienten

Armin Walz und Thomas Kubin

Einleitung

D ie Idee, den körperlichen Zustand von Krebspatienten zu verbessern und zu stabilisieren und die vorhandenen körperlichen und psychosozialen Fähigkeiten und Reserven zu stärken und unterstützen, hat auch in der Onkologie vor einigen Jahren Einzug gehalten. Das Motto heißt „Aktivität statt Schonung".

>> *Aktivität statt Schonung*

Bei der Frage, welche sportliche Betätigung für Krebspatienten geeignet ist, steht das Walking, Gehen, ganz oben. Walking ist aus vielerlei Gründen ideal für kranke oder geschwächte Menschen, da es sich um, wenn auch sportliches, Spazierengehen und um Alltagstraining handelt. Das Walking fordert Körper und Geist ständig, aber sanft. Der Begriff OnkoWalking ist zusammengesetzt aus Onkologie, Krebsheilkunde, und Walking, Gehen.

>> *Der Begriff OnkoWalking ist zusammengesetzt aus Onkologie, Krebsheilkunde, und Walking, Gehen.*

Walking als Mittel der Gesundheitsförderung ist in den 80er Jahren zunächst in den USA populär geworden und hat sich auch in Europa unter diesem Namen durchgesetzt. Walking unterscheidet sich vom normalen Gehen, mit dem wir uns täglich fortbewegen, durch eine leicht veränderte Technik.

Gerade für Untrainierte oder Tumorkranke ist das Walking als Einstieg in eine sportliche Aktivität sehr gut geeignet, da Walking zu Beginn nur sehr geringe Anforderungen an die Fitness und die Koordination stellt, und die Belastung individuell angepasst werden kann.

Das Projekt OnkoWalking wurde vor drei Jahren in der Region Karlsruhe aus der Taufe gehoben und hat inzwischen viele Freunde hinzu gewonnen.

In diesem Teil des Ratgebers „Krebs und Sport" soll dargelegt werden, welche Gründe in welcher Situation für OnkoWalking sprechen, welche Erfahrungen mit OnkoWalking gemacht worden sind und wie OnkoWalking trainiert werden kann – verbunden mit Ratschlägen und Tipps.

OnkoWalking...

▪ ... macht wieder fit für den Alltag

>> *Es ist allerdings im Alltag ein Riesenunterschied, ob ein Krebspatient eine Minute oder eine Stunde gehen kann.*

Bei Krebspatienten steht, neben der Tumortherapie selbst, die Lebensqualität im Vordergrund: Wie sollen sie den Alltag wieder meistern, das Leben wieder selbst in die Hand nehmen oder wieder fit werden und bleiben für die Alltagstätigkeiten? Die Lebensqualität hängt ab von der Beweglichkeit und Bewegungsfreiheit. Umgangssprachlich wird dies deutlich mit Aussagen wie „Ich möchte so gerne wieder zu meinen Freunden gehen.", „Ich möchte einkaufen gehen." oder der alltäglichen Frage nach dem Wohlergehen: „Wie geht es Dir."

Es ist allerdings im Alltag ein Riesenunterschied, ob ein Krebspatient eine Minute oder eine Stunde gehen kann. Es geht also um Ausdauer. Für die Erledigung von Alltagsaufgaben ist es wichtiger, eine Stunde langsam aber stetig als 15 Sekunden so schnell wie möglich gehen zu können – Ausdauer ist wichtiger als Tempo.

▪ ... hilft gegen Fatigue und Stress

Wenn der Alltag und die Lebensqualität eines Krebspatienten das Walking als ideale Sportart erscheinen lassen, was spielt sich dann dabei im Körper ab?

Um es vorweg zu nehmen: OnkoWalking ist ideal für Tumorpatienten, weil es eine sehr sanfte aerobe Ausdauersportart ist. Und aerober Ausdauersport, so heißt es im Teil „Sport und Bewegung für Tumorpatienten", bietet die idealen Chancen einer körperlichen Rehabilitation – die Überwindung der krankheits- und therapiebedingten Erschöpfung, Fatigue, eingeschlossen.

>> *OnkoWalking ist ideal für Tumorpatienten, weil es eine sehr sanfte aerobe Ausdauersportart ist.*

Was heißt aerobe Ausdauersportart? Wenn wir uns bewegen wollen, können wir dies nur mit Hilfe unserer Muskeln. Die Muskeln benötigen hierfür Energie. Es gibt drei Möglichkeiten, wie die Muskeln an diese Energie gelangen. Welche Möglichkeit benutzt wird, hängt vom Energiebedarf und vom Tempo der Fortbewegung ab. Gehen, Laufen oder Sprinten brauchen unterschiedlich viel Energie. Auch ist klar, dass jeder Mensch langsames Gehen wesentlich länger durchhalten kann als schnelles Laufen oder gar Sprinten.

Fangen wir mit dem Gehen an: Wir atmen Luft mit darin enthaltenem Sauerstoff ein und nehmen mit dem Essen Kohlenhydrate und Fette auf. In den Muskeln und dort in den Mitochondrien, den Kraftwerken, der Muskelzellen werden diese Kohlenhydrate und Fette mit Hilfe des Sauerstoffs verbrannt, und es entstehen dabei Wärme, weswegen wir bei körperlicher Anstrengung schwitzen, und Energie. Diese Art der Energieherstellung wird aerob genannt. Aeros ist griechisch und heißt Luft. Zwar wird auf aerobem Wege nicht viel Energie erzeugt, aber immerhin genügend, um das Gehen und Laufen zu ermöglichen und zwar je nach Trainingszustand auch sehr lange. Die aerobe Energieherstellung kommt den Ausdauersportarten entgegen.

>> *Der Körper nutzt nun einen Weg, Energie ohne Sauerstoff zu erzeugen, den man deshalb anaerob, ohne Sauerstoff, nennt. Hierbei entsteht als Abfallprodukt das Laktat, ein Salz der Milchsäure.*

Wenn ich nun schneller gehe, eventuell anfange zu laufen oder zu joggen und das immer schneller, dann reicht diese aerobe Energieherstellung nicht mehr aus. Der Körper nutzt nun einen Weg, Energie ohne Sauerstoff zu erzeugen, den man deshalb anaerob, ohne Sauerstoff, nennt. Hierbei entsteht als Abfallprodukt das Laktat, ein Salz der Milchsäure. Dies sammelt sich in den Muskeln an und führt dazu, dass die Muskeln schwer werden und schmerzen. Irgendwann, wenn zuviel Laktat entsteht, kann man einfach nicht mehr so schnell laufen, man muss gehen, damit Energie wieder aerob und nicht mehr anaerob erzeugt wird. Das verhindert die weitere Laktatbildung.

Je besser ich trainiert bin, desto schneller kann ich gehen oder laufen, bis die Muskeln von aerob auf anaerob und laktazid, das heißt ohne Sauerstoff und mit Laktatbildung, umschalten, und ich müde werde. Dieses Umschalten vollzieht sich bei Leistungssportlern erst bei höheren Laufgeschwindigkeiten, bei Krebspatienten mitunter schon nach 20 Treppenstufen. Die Bewegungsarmut während eines Krankenhausaufenthalts oder bei Bettlägerigkeit bedeutet Muskelschwund, verstärkt noch durch Chemo- und Strahlentherapie.

Die einzige Möglichkeit, diese Schwelle der Umstellung von der angenehmen aeroben auf die sehr unangenehme anaerob-laktazide Energieherstellung anzuheben, ist moderates, vorsichtiges Ausdauertraining. Man muss langsam genug, dafür lieber länger oder öfter gehen oder laufen – gerade so, dass die Energie ohne Laktatbildung vom Körper produziert wird. Walking ist eine aerobe Ausdauersportart. Mit moderatem Walking wird jeder Krebspatient körperlich leistungsfähiger.

>> *Mit moderatem Walking wird jeder Krebspatient körperlich leistungsfähiger.*

Für alle Menschen, ob Hochleistungssportler oder Krebspatient, gilt: Je besser die aerobe Ausdauer, zum Beispiel mit Walking, trainiert ist, desto besser erholt, regeneriert, sich die Muskulatur von Belastungen und desto höher ist die Belastbarkeit. Das ist sehr wichtig für Tumorpatienten während und nach Chemo- und Strahlentherapie.

Es gibt eine ganze Reihe von Forschungsarbeiten, die den gesundheitlichen Nutzen von aeroben Ausdauersportarten wie Walking bestätigen, und auch in der Sporttherapie gilt Walking für viele Zielgruppen, zum Beispiel Herzpatienten, als unverzichtbar. Gerade im Herzsportbereich ist wissenschaftlich bewiesen, dass aerobes Ausdauertraining die bessere Durchblutung von Herzgefäßen und sonstigen Blutgefäßen fördert; ebenso wird die Leistungsfähigkeit des Herz-Kreislauf-Systems und der Atmung verbessert.

In Verbindung mit gymnastischen Übungen zum Dehnen und Aufwärmen tragen Walking-Programme auch zur Kräftigung der großen Muskelgruppen an den Gliedmaßen und am Rumpf bei und wirken damit vorbeugend gegen Erkrankungen des Bewegungsapparates oder schaffen muskuläre

Leistungsreserven. Einfach ausgedrückt, bewirkt das On-koWalking nicht nur mehr Ausdauer, sondern auch mehr Kraft für Krebspatienten.

Hinzu kommt die bessere Bewältigung einer Reihe von körperlichen Beschwerden in Zusammenhang mit Krebser-krankung und Krebstherapie. An erster Stelle ist die Fatigue zu nennen. OnkoWalking ist geeignet, die im Teil „Sport und Bewegung für Tumorpatienten" beschriebene Erschöp-fungsspirale zu stoppen und zum Stressabbau beizutragen. Darüber hinaus werden die Schmerzwahrnehmung positiv beeinflusst, eine mögliche Übelkeit vermindert und der Nachtschlaf verbessert.

> >> *Walking ist rasch zu erlernen und ermöglicht in kurzer Zeit eine Steigerung der körperlichen Leistungsfähigkeit. Für Krebspatienten geht es dabei um den Wiedererwerb einer alltagstauglichen Fitness.*

Walking ist rasch zu erlernen und ermöglicht in kurzer Zeit eine Steigerung der körperlichen Leistungsfähigkeit. Für Krebspatienten geht es dabei um den Wiedererwerb einer alltagstauglichen Fitness und um den Aufbau einer körperlichen Leistungsreserve und damit auch um eine Steigerung der Widerstandsfähigkeit gerade im psychischen Bereich.

▪ ... schafft mehr Lebensqualität

> >> *Die Stärkung der Fitness lässt sie auch psychisch und seelisch erstarken.*

Neben den schon erläuterten körperlichen Auswirkungen des OnkoWalking werden auch die psychischen und seeli-schen Aspekte der Lebensqualität zum Guten beeinflusst. OnkoWalking fördert durch die positive Körpererfahrung die Motivation der Tumorpatienten während der Therapie, aber auch in der Rehabilitation, das Leben anzunehmen. Die Stärkung der Fitness lässt sie auch psychisch und seelisch erstarken. Das Selbstwertgefühl steigt, was wiederum antidepressiv wirkt, und Dank dieser Aufmunterung kommt der Krebspatient mit viel mehr Schwung durchs Leben.

Zur positiven Auswirkung des OnkoWalking auf das soziale Verhalten der Krebspatienten gibt es einige wissenschaftliche Argumente, die sich mit den Schlagwörtern „Erleichterung der psychosozialen Reintegration" und „positive soziale und gruppendynamische Erfahrungen" zusammenfassen lassen. Anders ausgedrückt: Durch OnkoWalking bekommt der Krebspatient wieder mitmenschliche Kontakte, führt Gespräche und hat Gemeinschaftserlebnisse.

>> *Der Tumorpatient selbst trägt durch seine sportliche Aktivität, durch sein eigenes Handeln zu einer Verbesserung seines Befindens bei.*

Dazu kommt der Gedanke, mit OnkoWalking die Restgesundheit eines Kranken zu stabilisieren und die vorhandenen physischen und vor allem auch die psychosozialen Ressourcen zu stärken. Der Tumorpatient selbst trägt durch seine sportliche Aktivität, durch sein eigenes Handeln zu einer Verbesserung seines Befindens bei.

Nachweislich bietet die Bewegungstherapie in der Gruppe wegen der typischen dynamischen Prozesse und zwischenmenschlichen Beziehungen vielfältige Möglichkeiten, durch Spaß und Freude an der Bewegung das Vertrauen in den eigenen Körper zu stabilisieren, neue Kontakte zu knüpfen sowie neuen Lebensmut zu schöpfen und trägt damit zur Krankheitsbewältigung bei. Das Erlebnis und der soziale Austausch können solchen Gruppen den Charakter von Selbsthilfegruppen geben, wobei sozialem Rückzug, Niedergeschlagenheit, Minderung des Selbstwertgefühls und Zusammenbruch des Selbstvertrauens entgegengewirkt werden kann. Anders ausgedrückt, werden die „seelische Gesundheit", die Wirksamkeit des eigenen Handelns und die eigenen Überzeugungen positiv beeinflusst.

OnkoWalking hat gerade auch durch das Training in einer Gruppe einen hohen sozialen und emotionalen Nutzen, steigert die Lebensqualität, motiviert durch positive Körpererfahrung und hilft somit bei der Krankheitsbewältigung. Es hebt das Selbstwertgefühl und erleichtert die psychosoziale Wiedereingliederung.

■ ... OnkoWalking ist nicht teuer

Walking ist kostengünstig, einfach durchführbar und auch als Gruppentraining möglich. Partner, Freunde und Bekannte können gemeinsam mit dem Tumorpatienten Onko-Walking betreiben.

OnkoWalking ist so gut wie risikolos, denn die Belastung für Knochen und Gelenke ist sehr gering – im Vergleich zum Joggen auf 30 Prozent reduziert. Eine Überlastung ist kaum möglich, was für Krebspatienten wichtig ist.

>> *Walking ist kostengünstig, einfach durchführbar und auch als Gruppentraining möglich.*

Hinzu kommt, dass sich Walking problemlos in den Alltag integrieren lässt. Wer will, kann die übernächste Bushaltestelle nehmen und 10 Minuten dorthin walken.

Ebenfalls vorteilhaft ist, dass Walking eine Allwettersportart ist, die sich bei entsprechender Kleidung ganzjährig im Freien durchführen lässt, also nicht an besondere Voraussetzungen gebunden ist.

Der Einstieg in die Sportart OnkoWalking ist problemlos und auch für Untrainierte möglich. Jeder kann Onko-Walking in wenigen Minuten lernen, weil die Technik dem normalen Spazierengehen so ähnlich ist.

▪ ... ist gut geeignet als Gesundheitssport

Walking ist in besonderer Weise als Gesundheits- und Rehabilitationssport geeignet, weil es kaum eigene, zusätzliche, Risiken birgt, im Gegenteil. Walking hilft körperliche Schwachstellen zu beseitigen, gleich, ob sie vor Krankheit und Therapie bestanden oder deren Folge sind.

Herzschäden und Lungenschäden

Schäden dieser Art durch Walking sind praktisch ausgeschlossen, weil keine Überlastungsgefahr besteht. Im Gegenteil, die Belastung kann individuell auf den Leistungsstand und das Leistungsziel eingestellt werden. Die Folge ist eine Kräftigung von Herz und Lunge.

>> *Walking ist in besonderer Weise als Gesundheits- und Rehabilitationssport geeignet, weil es kaum eigene, zusätzliche, Risiken birgt.*

Knochenschäden

Skelettprobleme durch Walking sind nicht zu befürchten, weil die Druckbelastung und das Unfallrisiko gering sind. Die Druckbelastung reicht aber aus, um Wachstumsimpulse für die Knochen zu geben.

Sauerstoffversorgung der Muskulatur

Diese wird nicht gefährdet, weil die Muskulatur den aeroben Bereich nicht verlässt. Die schonende Muskelbelastung führt im Gegenteil dazu, dass tief in den Muskeln und in der Haut neue Kapillaren, Haargefäße, entstehen und die Durchblutung gefördert wird.

Blutungen

Blutungen durch Walking sind nicht anzunehmen, weil die Verletzungsgefahr gering ist.

» *Das Infektions-
risiko wird durch
Walking eher ver-
ringert, weil die Luft
im Freien weniger
Erreger enthält als
drinnen, beispielswei-
se in einer Sporthalle.*
■

Infektionen

Das Infektionsrisiko wird durch Walking eher verringert, weil die Luft im Freien weniger Erreger enthält als drinnen, beispielsweise in einer Sporthalle.

Thrombose, Lungenembolie

Auch diese Risiken sind nicht zu befürchten, weil die Bewegungen der Unterschenkelmuskulatur die Venen beim Rücktransport des Blutes Richtung Herz unterstützt. Zudem wirkt die Stärkung des Kreislaufes auch einer Lungenembolie entgegen.

Verstopfung, Darmträgheit

Diese unangenehme Begleiterscheinung bei vielen Tumorpatienten bessert sich durch OnkoWalking, weil durch die Bewegung sowie Beschleunigung des Stoffwechsels die Darmtätigkeit angeregt wird.

Appetit

Das positive Hungergefühl wird durch die körperliche Betätigung an der frischen Luft angeregt.

Gewicht

Die Körpermasse wird positiv reguliert, weil Energieträger verbraucht und nicht als Körperfett eingelagert werden und gleichzeitig aber Muskelaufbau stattfindet.

Fatigue

OnkoWalking macht nicht noch müder, sondern hilft die Fatigue zu überwinden, weil die Erschöpfungsspirale unterbrochen und Stress abgebaut wird, weil Sport in der Gruppe die Stimmung aufhellt, weil die Lust auf Bewegung angeregt wird und das Vertrauen in den eigenen Körper steigt.

▪ … hat sich bewährt

In den letzten Jahren sind eine Reihe von OnkoWalking-Gruppen mit großem Erfolg etabliert worden, meist in Zusammenarbeit von Akut- oder Reha-Kliniken oder Schwerpunktpraxen mit örtlichen Sportvereinen. Ausgehend von der Initiative in Karlsruhe, konnten viele Gruppen in Baden-Württemberg und inzwischen auch in anderen Bundesländern etabliert werden, weitere sind in Vorbereitung.

Bisherige Erfahrungsberichte und auch wissenschaftliche Auswertungen zeigen, dass die Teilnehmer begeistert sind und sich beim Walkingkurs so wohl fühlen, dass sie nach Beendigung des Kurses aus eigenem Antrieb weiter walken. Die Teilnehmer spüren zum einen subjektiv ihre Fortschritte und können zum anderen bei objektiven Leistungstests ihre Verbesserungen sehen, das Befinden wird immer positiver.

》 *Die Teilnehmer spüren zum einen subjektiv ihre Fortschritte und können zum anderen bei objektiven Leistungstests ihre Verbesserungen sehen, das Befinden wird immer positiver.*

Deshalb ist es das Ziel, ein flächendeckendes Angebot „OnkoWalking" in Deutschland zu etablieren.

▪ … hat feste Regeln

OnkoWalking lässt sich am besten auf einer ebenen Laufstrecke in freier Natur trainieren und praktizieren. Für den Ablauf gelten die üblichen Regeln der Trainingslehre und Sportmedizin: Aufwärmen, Hauptteil, Ausklang.

Aufwärmen
Zum Beginn einer Trainingseinheit ermöglichen leichte, jedoch gezielte 5- bis 10-minütige Lockerungs- und Mobilisationsübungen den Teilnehmern den Alltagstress abzu-

schütteln, Verkrampfungen zu lösen, Muskeln zu erwärmen und Gelenke, Sehnen und Bänder auf das Walken in freier Natur einzustimmen.

Beispiel für ein Warm-up-Programm
1. Walken auf der Stelle – 1 Minute
2. Dehnen der Wadenmuskulatur – 2 mal 15 Sekunden je Seite

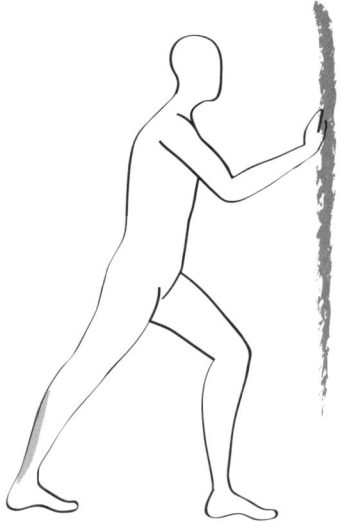 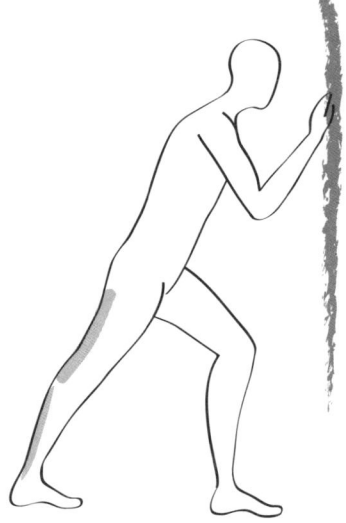

Stellen Sie sich in Schrittstellung vor eine Wand und stützen Sie sich mit den Händen ab. Beugen Sie das hintere Bein, bis Sie die Dehnung im Bereich der Achillessehne spüren. Die Ferse bleibt am Boden

Nehmen Sie die gleiche Ausgangsstellung wie in der linken Übung ein. Das hintere Bein ist gestreckt, die Ferse bleibt am Boden. Schieben Sie die Hüfte so weit nach vorne, bis an der Wadenmuskulatur ein Dehnreiz auftritt.

3. *Gehen auf der Stelle mit Anheben der Knie*
4. *Dehnen der Oberschenkelvorderseite – je etwa 15 Sekunden*

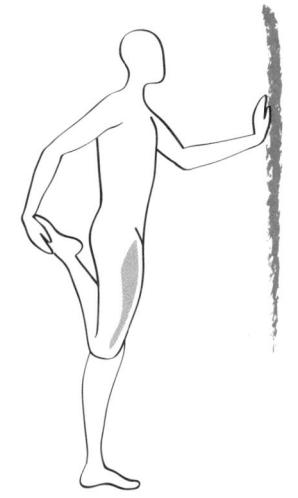

Stellen Sie sich aufrecht hin. Beugen Sie ein Bein und umfassen Sie den Knöchel. Mit der anderen Hand können Sie sich abstützen. Ziehen Sie das Bein ganz leicht nach hinten. Die Hüfte bleibt unbedingt gestreckt.

5. *Mehrmals aus leichter Hocke in den Zehenstand*

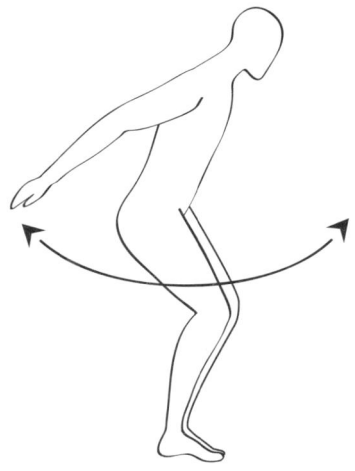

Stellen Sie sich mit leicht geöffneten Beinen hin. Wippen Sie im schwungvollen Wechsel von der halben Hocke bis auf die Zehenspitzen und wieder zurück. Die Knie laufen dabei genau über den Füßen, der Rücken bleibt möglichst gerade. Unterstützen Sie die Bewegung durch Auf- und Abschwingen der Arme.

6. *Dehnen der Oberschenkelrückseite und -innenseite*
– je etwa 15 Sekunden

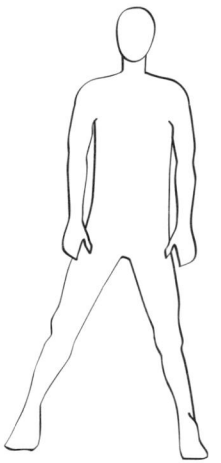
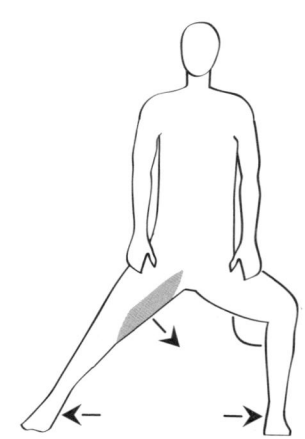

Senken Sie im schulterbreiten Stand den Körper langsam in eine Richtung, beugen Sie das Knie etwas und gehen Sie in einen leichten einseitigen Grätschstand über.

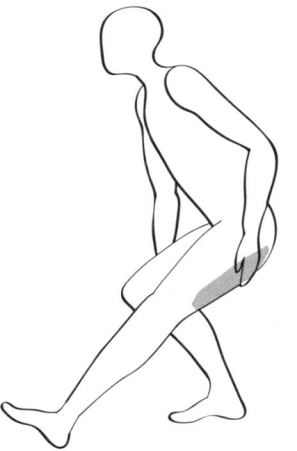

Strecken Sie ein Bein und stellen Sie die Ferse vor den geneigten, aber geraden Oberkörper. Halten Sie das andere Bein gebeugt im festen Sohlenstand. Neigen Sie den geraden Oberkörper etwas nach unten, um die Dehnung zu erzeugen.

7. Hampelmann – 1 Minute

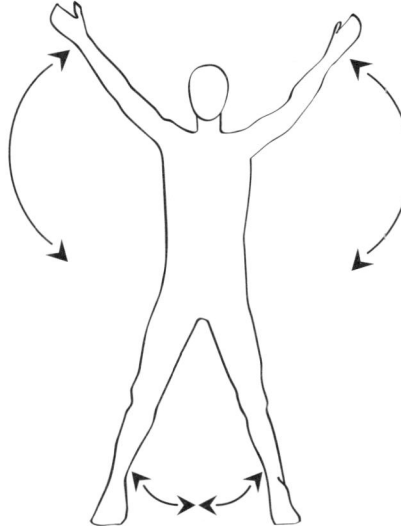

Schließen und öffnen Sie im rhythmischen Wechsel die Beine. Begleiten Sie den Rhythmus mit den Armen.

8. Dehnen – Hüftbeuge und Oberkörpermuskulatur

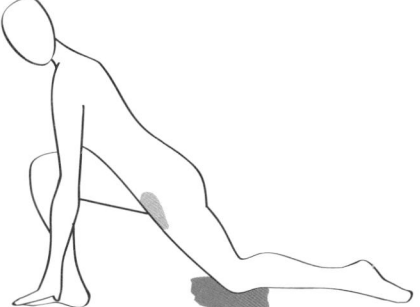

Knien Sie sich in Schrittstellung hin, mit einem Kissen unter dem linken Knie. Schieben Sie die Hüfte nach vorne und verlagern Sie Ihr Körpergewicht so weit über das vordere Bein, bis Sie in der linken Leistenbeuge den Dehnreiz spüren. Der Rücken bleibt gerade.

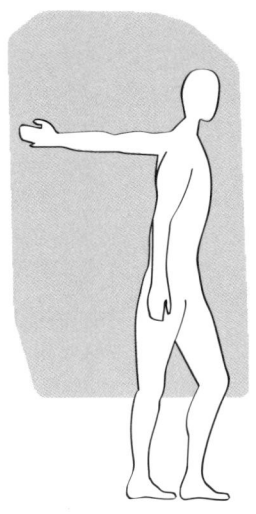

Stellen Sie sich seitlich vor eine Wand, den wandnahen Arm in Schulterhöhe gestreckt nach hinten, so dass die Handinnenfläche an der Wand liegt. Drehen Sie die wandnahe Schulter so weit wie möglich nach vorne.

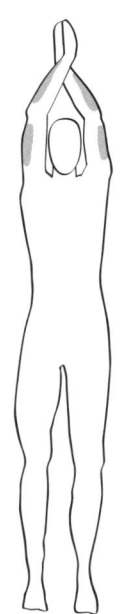

Stellen Sie sich aufrecht hin und strecken Sie die Arme mit verschränkten Händen so weit wie möglich nach oben.

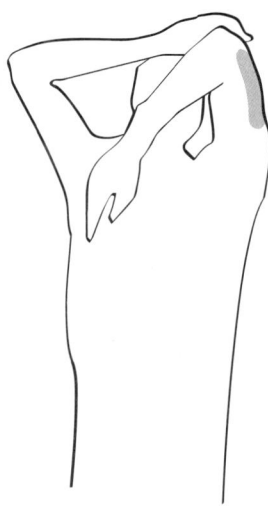

Nehmen Sie einen gebeugten
Arm nach hinten, Daumen
Richtung Wirbelsäule. Drücken
Sie mit der anderen Hand
den Ellbogen leicht nach
vorne.

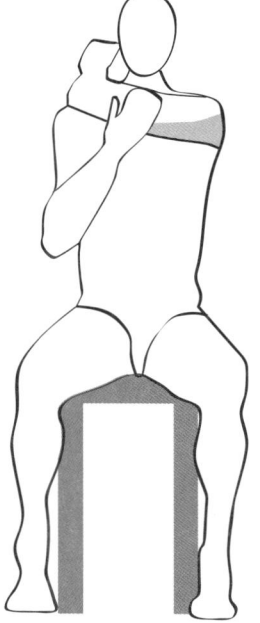

Beugen Sie einen Arm um
Ihren Hals. Drücken Sie mit der
anderen Hand den Ellbogen nach
hinten. Jetzt können Sie noch
versuchen, den gebeugten Arm zu
strecken.

Hauptteil

Nach dem Aufwärmen wird die Walkingstrecke absolviert. Kurze Bewegungsspiele können während des Walkens viel Freude in die Gruppe bringen. Zudem kann dies auch zum besseren Kennenlernen der Kursteilnehmer beitragen.

>> *Kurze Bewegungsspiele können während des Walkens viel Freude in die Gruppe bringen.*

Beispiel: Auf einer begrenzten Fläche, etwa einem Parkplatz oder einem Rastplatz im Wald, walkt jeder Teilnehmer nach Belieben. Bei jeder Begegnung nennen die Walker ihre Namen. Und nach ein paar Minuten versuchen sie, den Namen der Anderen beim Begegnen zu nennen.

Kontinuierlich wird die Belastungsdauer von 10 bis 20 Minuten auf 45 bis 60 Minuten erhöht. Das muss individuell geschehen; denn beim OnkoWalking sollte man sich wohl fühlen. Mit Pulsmessgeräten lässt sich die Belastung kontrollieren. Es gibt Modelle mit Brustgurtsendern oder mit Sensoren in der Uhr. Einige haben Speichersysteme, die mit einem Computer verbunden werden können.

Der Puls kann auch manuell gemessen werden. Am besten messen Sie mit Zeige- und Mittelfinger an der Halsschlagader oder an der Pulsader unterhalb des Daumenballens am Handgelenk. 15 Sekunden die Schläge zählen und die Zahl mit 4 multiplizieren ergibt die Pulsfrequenz. Wenn Sie also in den 15 Sekunden den Pulsschlag 23 Mal spüren, haben Sie eine Pulsfrequenz von 92.

Hier ein Berechnungsbeispiel, wie es beim OnkoWalking Anwendung finden könnte. Das Beispiel bezieht sich auf einen 66 Jahre alten Patienten mit einem Ruhepuls von 70. Es kann nur Anhaltspunkte geben und ersetzt nicht die Rücksprache mit Ihrem Arzt vor Beginn des Onko-Walking-Trainings.

Der ideale Trainingspuls für ein Ausdauertraining berechnet sich so

1. Schritt	**Maximaler Pulsschlag:** Das ist der Pulsschlag, der beim Training niemals überschritten werden sollte. Er wird so berechnet: Maximaler Pulsschlag = 220 minus Lebensalter Beispiel: 220 minus 66 = 154
2. Schritt	**Optimaler Pulsschlag:** Er wird ermittelt, indem man vom vorher errechneten maximalen Pulsschlag den individuellen Ruhepuls abzieht. Der Ruhepuls sollte gemessen werden, wenn Sie wirklich Ruhe haben und voher weder geraucht noch Kaffee getrunken haben. Optimaler Pulsschlag = Maximaler Pulsschlag minus Ruhepuls Beispiel: 154 minus 70 = 84
3. Schritt,	Vom optimalen Pulsschlag werden 2/3 errechnet. Optimaler Pulsschlag geteilt durch 3 mal 2 Beispiel: 2/3 von 84 = 56
4. Schritt	Zu diesem Wert wird jetzt zuletzt noch einmal der individuelle Ruhepuls dazugezählt. Das ist dann der individuelle Trainingspuls. Individueller Trainingspuls = 2/3 Optimaler Pulsschlag plus Ruhepuls Beispiel: 56 plus 70 = 126

Der Trainingspuls ist der Wert, den Sie bei Ihrem Training ungefähr einhalten sollten. Dann trainieren Sie am effektivsten. In die nachfolgende Tabelle können Sie Ihren eigenen Trainingspuls eintragen:

	220 – Alter	– Ruhe- puls	2/3 davon	+ Ruhepuls = individueller Trainingspuls
Beispiel	154	84	56	126
Ihre Werte				

Wichtigste Grundregel ist jedoch, lieber etwas zu langsam zu walken und dafür etwas länger. Das heißt auch, die Leistung von Mal zu Mal nicht über schnelleres Walking, sondern über längeres Walking zu steigern.

Ausklang
Nach jeder Walking-Einheit sind 5 bis 10 Minuten Dehn- und Entspannungsübungen nötig, um die eventuell leicht verkürzte Muskulatur wieder sanft in ihre Ausgangslänge zu bringen. Hierzu können wieder die Dehnungsübungen des Aufwärmprogramms genommen werden.

▪ ... ist die Entdeckung der Gemächlichkeit

Wenn Sie schon längere Zeit keinen Sport getrieben oder sich körperlich betätigt haben, sollten Sie in den ersten 4 bis 6 Wochen als Einstieg nur einmal pro Woche trainieren. Erst dann werden Sie fit sein für zwei und später sogar für mehr Trainingstage. Walken Sie dabei immer nur so lange, wie Sie sich wohl fühlen, und wählen Sie ein mäßiges Tempo, etwa das eines forschen Spazierganges.

>> *Walken Sie dabei immer nur so lange, wie Sie sich wohl fühlen, und wählen Sie ein mäßiges Tempo, etwa das eines forschen Spazierganges.*

In den ersten beiden Wochen trainieren Sie jeweils nur 3 Minuten, gefolgt von 3 Minuten Pause und so weiter – allerdings insgesamt nicht länger als 30 Minuten inklusive der Pausen. In der 3. Woche walken Sie dann 5 Minuten, machen 3 Minuten Pause und so weiter. Insgesamt sollte aber das gesamte Training anfangs nicht länger als 30 bis 40 Minuten gehen.

Nach und nach verlängern Sie die Intervalle und nehmen in der 4., 5. oder 6. Woche einen zweiten Trainingstag hinzu. Zwischen den beiden Trainingstagen sollten 1 bis 2 Tage Pause liegen. Auch die Gesamttrainingsdauer von 30 Minuten kann allmählich auf 45 Minuten erweitert werden.

So steigern Sie allmählich die Walking-Intervalle auf 10 oder mehr Minuten, bis Sie 15 Minuten am Stück walken können, stets gefolgt von 3 Minuten Pause.

Ab dem 4. bis 6. Monat regelmäßigen Walkens können Sie die Zahl der Trainingstage dann auf 3 bis 4 pro Woche steigern und auch die Walking-Intervalle auf 45 bis 60 Minuten verlängern, so dass Sie dann die gesamte Strecke ohne Pause walken können.

Wichtig ist nicht die Geschwindigkeit; wichtig ist, zuerst die Strecke und die Dauer des Trainings steigern und dann die Häufigkeit. Und noch wichtiger ist, dass Sie sich beim Training wohlfühlen.

>> *Wichtig ist nicht die Geschwindigkeit; wichtig ist, zuerst die Strecke und die Dauer des Trainings steigern und dann die Häufigkeit. Und noch wichtiger ist, dass Sie sich beim Training wohlfühlen.*

■ ... ist wie ein Spaziergang

Wichtig sind ein langsamer Start und die allmähliche Beschleunigung auf ein mäßiges Dauertempo. Wenn Sie beim Walken Muskelschmerzen oder nach dem Walken einen Muskelkater bekommen, sind Sie zu schnell unterwegs gewesen.

Die Füße setzen Sie wie beim normalen Gehen auch, allerdings mit leicht gebeugten Knien, über die Ferse auf und rollen Sie dann über die ganze Sohle ab. Die Fußspitzen zeigen dabei möglichst in Gehrichtung; allerdings bleibt meistens eine kleine natürliche Abweichung, meist nach außen zeigend, erhalten.

Ihr Oberkörper ist fast aufrecht. Die Schultern bleiben ruhig und locker, die Arme werden aktiv und gegengleich zu den Beinen mitgeschwungen, nach vorne etwas stärker im Ellenbogen gebeugt als nach beim Rückschwung. Dabei können die Arme wieder etwas gestreckt werden. Wenn Sie zusätzlich bei der Vorwärtsbewegung die Finger und Hände etwas schließen und beim Rückschwung leicht öffnen, werden die Schulter-, Arm-, Hand- und Fingermuskeln mittrainiert.

Die Bewegungen der Armmuskeln unterstützen den Lymph-
fluss. Es ist anzunehmen, dass dies mitunter auch bei Patientinnen gilt, denen bei einer Brustoperation wegen Krebs
auch die Lymphknoten in der Achsel entfernt wurden.

Ihre Atmung bleibt ruhig und rhythmisch, Ihr Blick geht
etwa 4 bis 5 Meter nach vorne.

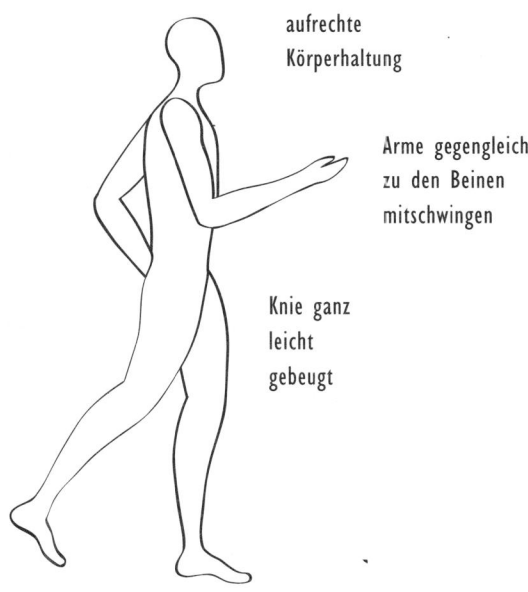

aufrechte
Körperhaltung

Arme gegengleich
zu den Beinen
mitschwingen

Knie ganz
leicht
gebeugt

Füße über die ganze Sohle abrollen:

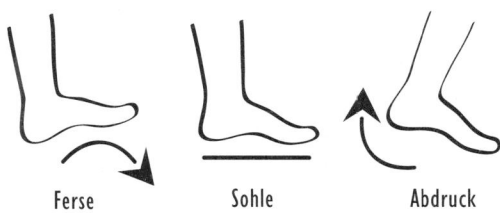

Ferse   Sohle   Abdruck

Das Walking ist deutlich anders als die olympische Disziplin Gehen, bei der das Becken bei jedem Schritt rotiert, um die hohen Geschwindigkeiten zu erreichen. Das Walking unterscheidet sich nur durch die aktivere Oberkörpertechnik vom Spazierengehen.

Onko Walking mit der richtigen Ausrüstung

Schuhe
Die Schuhe sollten auf jeden Fall flache Sohlen haben, bequem sein und gut sitzen. Für das OnkoWalking in der Mittagspause tun es auch mal Straßenschuhe mit flacher, flexibler Sohle. Besser sind natürlich Joggingschuhe, weil diese Schuhe den Aufprall der Ferse dämpfen ein griffiges Profil haben und besonders leicht sind. Optimal sind Walkingschuhe, die inzwischen von vielen Markenfirmen angeboten werden. Lassen Sie sich in einem Sportfachgeschäft beraten und informieren, welcher Schuh am besten zu Ihrem Fuß und Ihrem Laufverhalten passt, und nehmen Sie sich Zeit für den Schuhkauf.

》 *Die Kleidung sollte bequem sein und Ihnen Bewegungsfreiheit lassen. Bei kühlem Wetter empfiehlt sich das Zwiebelprinzip.*

Kleidung
Die Kleidung sollte bequem sein und Ihnen Bewegungsfreiheit lassen. Bei kühlem Wetter empfiehlt sich das Zwiebelprinzip: Unterhemd oder T-Shirt, darüber ein leichtes langärmliges T-Shirt oder Sweatshirt, dann eine Trainingsjacke und, wenn nötig, eine Regen- oder Windjacke. Wenn Ihnen zu warm wird, ziehen Sie Kleidungsstücke aus und binden Sie diese mit den Ärmeln um die Hüfte.

Achten Sie auf atmungsaktive Materialien, die den Schweiß nach außen abgeben. Die Kleidung klebt Ihnen dann nicht nass am Körper. Bei sehr kalten Temperaturen sollten auch Ohren, Gesicht und Hände warm gehalten werden. Zwar gilt auch fürs OnkoWalking: „Es gibt kein schlechtes Wetter, nur ungeeignete Kleidung."

Bei extremen Witterungsbedingungen sollten Sie allerdings daheim bleiben oder schwimmen gehen. Vielleicht gibt es in Ihrer Nähe auch ein Fitness-Studio.

OnkoWalking-Tagebuch
Nehmen Sie sich die Zeit, nach dem OnkoWalking-Training ein Trainingstagebuch zu führen. Es motiviert sehr und gibt viel Selbstbestätigung, schwarz auf weiß das Geleistete zu lesen und die Entwicklungen und Fortschritte zu dokumentieren. Notieren Sie sich am besten Datum, Uhrzeit, Dauer, Streckenlänge und gewalkte Zeit, Wetter, Ort, Pulswerte und was Ihnen sonst noch wichtig erscheint: Mit-Walker, Stimmung, Gespräche, Gedanken.

OnkoWalking mit Stöcken – Nordic Walking für Krebspatienten

》 *Können oder sollen Krebspatienten mit Stöcken walken? Ja, aber nur solange die Knochen gesund und stabil sind.*

Können oder sollen Krebspatienten mit Stöcken walken? Ja, aber nur solange die Knochen gesund und stabil sind. Bei einem Knochentumor, bei Knochenmetastasen, künstlichen Gelenken, eingeschränkter Beweglichkeit der Gelenke und bei Osteoporose oder wenn auf andere Weise erhöhte Bruchgefahr besteht, fragen Sie bitte Ihren Arzt. Das gilt auch bei künstlichen Gelenken und Gelenkeinschränkungen. Denn auch mit der richtigen Technik und guten Stöcken werden beim Nordic Walking leichte Stöße auf den Körper übertragen.

Nordic Walking bedeutet Walking mit speziellen Stöcken. Der Stockeinsatz ähnelt dem des Ski-Langlaufs. Eigentlich ist das Nordic Walking auch keine neue Erfindung. Seit Hunderten von Jahren bis zurück ins Zeitalter der Römer wurden Stöcke zur Entlastung bei langen Wanderungen, gerade auch im Gebirge, eingesetzt.

>> *Die Qualität dieser Stöcke ist sehr wichtig, besonders im Gesundheitssport.*

Als die ersten rein sportlichen Anfänge des Lauftrainings mit Stöcken können Versuche der Skilangläufer gesehen werden, ihr Sommertraining an die Winterverhältnisse anzunähren. Die alpinen Skitourer setzen spezielle Trekkingstöcke ein. Ende der 90iger Jahre wurde dann in Finnland das sportliche Walking mit Stöcken populär und zur neuen Trendsportart. Die Industrie entwickelte spezielle Walking-Stöcke fürs Nordic Walking.

Die Qualität dieser Stöcke ist sehr wichtig, besonders im Gesundheitssport. Beim Nordic Walking werden über den Stockeinsatz und die Oberkörperaktivität noch mehr Muskeln trainiert als beim schon sehr effizienten normalem Walking, und es hat dieselben positiven Auswirkungen auch für den Krebspatienten wie das Walking – und weil mehr Muskeln bewegt und trainiert werden, sogar noch ein wenig mehr. Abgesehen von guten Walking-Stöcken ist die korrekte Technik sehr wichtig, um nicht die gesundheitsfördernde Wirkung ins Gegenteil zu verkehren.

Nordic Walking-Stöcke

Es gibt inzwischen eine riesige Auswahl an Walking-Stöcken. Lassen Sie sich im Fachgeschäft beraten. Achten Sie beim Kauf auf folgende Merkmale:

Stocklänge

Für die richtige Stocklänge spielen mehrere Faktoren eine Rolle. Der wichtigste ist die Körpergröße. Aber selbst bei gleicher Körpergröße kann die Schrittlänge unterschiedlich sein. Das hängt davon ab, wie lang der Oberkörper ist und wie lang die Beine sind. Trotzdem gilt die Körpergröße als Maßstab: Zwei Drittel oder 65 bis 70 Prozent der Körpergröße soll die Stocklänge betragen, also bei 175 Zentimetern Größe 115 Zentimeter Länge.

Griff und Schlaufe

Der Griff und die Schlaufe sollten genau passen, angenehm beim Tragen und Halten sein. Das Griffmaterial kann aus verschiedenen Materialien bestehen – von Kunststoff bis hin zu hochwertigem Kork. Das Schlaufenmaterial sollte atmungsaktiv sein. Die Griff-Schlaufen-Konstruktion ermöglicht erst die richtige Technik, damit der jeweils hintere Stock am Griff losgelassen werden kann. Skistöcke sind ungeeignet.

Stockmaterial

Das Stockmaterial bestimmt den Preis, aber auch die Dämpfung. Carbonstöcke sind zwar teurer, aber auch besser. Die Stöcke sollten leicht und trotzdem stabil, vor allem aber auch stoßdämpfend sein. Gerade für Krebspatienten mit Knochenproblemen ist eine sehr gute Dämpfung sehr wichtig. Die Spitzen fürs Gelände sind in der Regel aus

>> *Das Stockmaterial bestimmt den Preis, aber auch die Dämpfung. Carbonstöcke sind zwar teurer, aber auch besser.*

speziellem Stahl. Für Asphalt oder andere harte Böden
sollten Gummipads verwendet werden. Teleskopstöcke
sind wegen eventueller Stabilitätsrisiken für OnkoWalking
in nordischem Stil nicht geeignet.

Technik
Die Bein- und Fuß-Technik entspricht der des bereits be-
schriebenen normalen Walkings. Halten Sie die Stöcke nah
am Körper. Bewegen Sie die Arme und damit die Stöcke
auf der einen Seite und die Beine auf der anderen Seite
gegengleich, diagonal, nach vorne und hinten.

》 Es ist ratsam, diese Technik unter Anleitung zu lernen. Die Investition in einen Kurs lohnt sich auf jeden Fall, denn eine falsche Technik kann zu Fehlbelastungen oder Stürzen führen.

Wenn Sie also vorne Ihre rechte Ferse zum Abrollen auf-
setzen, berührt auch vorne der linke Stock, fest in der
linken Faust liegend, den Boden. Die linke Faust befindet
sich in diesem Moment vorm Körper, der Arm ist leicht
gebeugt, und der linke Stock wird leicht abgewinkelt aufge-
setzt. Der Stockschub links und das Abstoßen des rechten
Fußes erfolgen dann gleichzeitig, der linke Arm schwingt
nach hinten weiter, die Faust öffnet sich und lässt den Griff
los. Währenddessen schwingt der rechte Arm nach vorne,
die Faust fasst den Stock am Griff und setzt ihn auf. Dann
beginnt die wieder gegengleiche Bewegung, diesmal jeweils
auf der anderen Seite von vorne.

Es ist ratsam, diese Technik unter Anleitung zu lernen. Die
Investition in einen Kurs lohnt sich auf jeden Fall, denn
eine falsche Technik kann zu Fehlbelastungen oder Stürzen
führen.

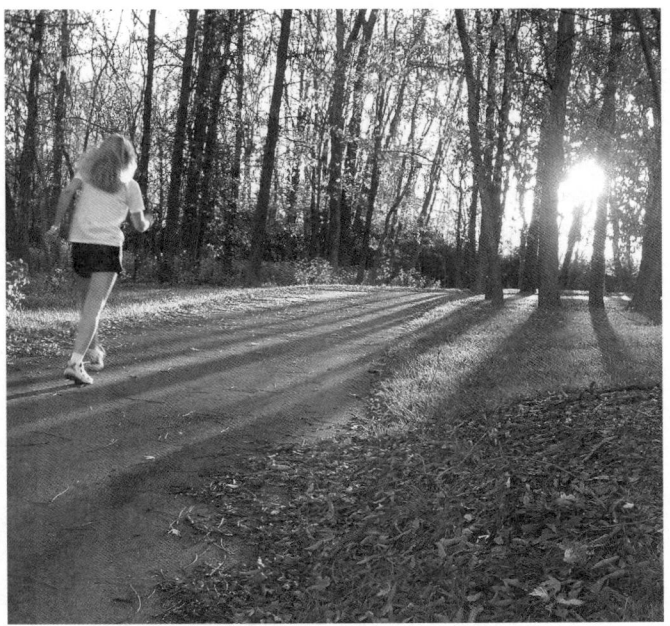

OnkoWalking allein
oder in der Gruppe

OnkoWalking ist in allen Organisationsformen, also auch alleine und privat, durchführbar. Sinnvoll ist allerdings, zu Beginn zuerst ein paar Schnupperstunden in einer Gruppe mitzumachen, um dort die Technik und viele Tipps unter Anleitung mitzubekommen. Ebenso ist es sicherer, eine Begleitperson zum OnkoWalking mitzunehmen; dies erhöht den Spaß und sorgt auch für Sicherheit, falls doch einmal Hilfe unterwegs benötigt wird. Sie sollten auch immer Ihr Handy mitnehmen. Auf jeden Fall aber sollten Sie vorher Ihren Onkologen oder Hausarzt zu Rate ziehen.

Wenn Sie auch nach dem Einführungskurs weiter in einer Gruppe walken möchten, können Sie dies in allgemeinen Walking-Treffs tun. Sie sollten aber den Übungsleiter über Ihre Krebserkrankung informieren, um Überlastungen vorzubeugen. Oder Sie schließen sich einer der inzwischen immer häufiger angebotenen Gruppen, die Walking hauptsächlich für Krebspatienten anbieten.

In Vereinen, die dem Deutschen Sportbund oder dem Deutschen Turnerbund angehören, sind die Mitglieder über die Sporthilfe versichert. Wenn Sie sich einer freien Gruppe anschließen oder allein walken wollen, dann sollten Sie Ihre Krankenkasse, Krankenversicherung oder Unfallversicherung fragen, ob Walking unter Versicherungsschutz steht.

>> *Das Einverständnis des Arztes vorausgesetzt, kann OnkoWalking nach der erfolgreichen Krebstherapie als Einstieg in die Nachsorge betrieben werden, aber auch während der Behandlung.*

OnkoWalking als Therapie-begleitung und Reha-Einstieg

Das Einverständnis des Arztes vorausgesetzt, kann Onko-Walking nach der erfolgreichen Krebstherapie als Einstieg in die Nachsorge betrieben werden, aber auch während der Behandlung. OnkoWalking ist unter bestimmten Umständen selbst für Krebspatienten geeignet, die keine Aussicht mehr auf Heilung haben, aber zur Verbesserung oder Erhaltung der Lebensqualität, also palliativ, behandelt werden. Ob Heilbehandlung oder Palliativbehandlung - die Abstimmung des Programms auf die Erfordernisse des Patienten ist besonders wichtig.

Wegen nicht ganz auszuschließender Gefährdung müssen einige wenige Walkingverbote beachtet werden, beispielsweise bei deutlich erhöhtem Ruhepuls, bei Schmerzen, Luftnot, akuter Infektion oder Fieber, Hirn- oder ausgeprägten Knochenmetastasen, Thrombose oder schweren Wasseransammlungen.

Starke Nervenschäden in Beinen und Füßen sind wegen der Sturzgefahr ebenfalls eine Gegenanzeige. Allerdings hat sich gezeigt, dass sich das Empfindungsvermögen und die Muskelkoordination durch Walking verbessern lassen. Über die exakten und individuellen Kontraindikationen muss immer der Arzt zu Rate gezogen werden.

>> *Generell ist OnkoWalking eine sanfte, dennoch äußerst wirksame und gesundheitsfördernde Sportart für Krebspatienten.*

Generell ist OnkoWalking eine sanfte, dennoch äußerst wirksame und gesundheitsfördernde Sportart für Krebspatienten. OnkoWalking ist ein ideales aerobes Ausdauertraining, ausgesprochen risikoarm, schont Gelenke und Knochen, beinhaltet nur eine geringe Überlastungsgefahr und ist auch für Untrainierte und Unerfahrene geeignet. Untersuchungen an Krebspatienten haben gezeigt, dass OnkoWalking nicht nur die Leistungsfähigkeit steigern kann, sondern sich auch positiv auf die Lebensqualität auswirkt.

Hinzu kommt die bessere Bewältigung einer Reihe von körperlichen Beschwerden im Umfeld einer Krebserkrankung und Krebstherapie. Zu nennen sei hier besonders die Fatigue, die Krebspatienten während der Therapie, aber auch in der Rehabilitation zu schaffen macht und bei Palliativpatienten die Bemühungen um die Wahrung der Lebensqualität behindert.

Im Gegensatz zum Walking für Gesunde stehen bei Krebspatienten oft andere Ziele im Vordergrund, wie zum Beispiel den Alltag wieder zu meistern, das Leben wieder selbst in die Hand zu nehmen oder wieder eine gewisse Fitness zu erlangen und diesen Zustand solange wie möglich zu erhalten. Nachweislich bietet eine Bewegungstherapie mit OnkoWalking in der Gemeinschaft wegen der gruppendynamischen Prozesse und zwischenmenschlichen Beziehungen vielfältige Möglichkeiten, das Vertrauen in den eigenen Körper zu stabilisieren, neue Kontakte zu knüpfen und neuen Lebensmut zu schöpfen. OnkoWalking trägt damit zur Krankheitsbewältigung bei und ebnet den Weg zurück ins normale Leben.

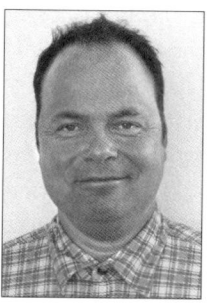

Dr. rer. nat. Armin Walz, Jahrgang 1965, Diplomchemiker, Lizenzierter Fußball- und Leichtathletiktrainer, 1989 bis 2001 Rehabilitations-, Konditions- und Assistenztrainer in der 1. und der 2. Fußballbundesliga, unter anderem beim VfB Stuttgart und beim Karlsruher Sportclub, nebenberuflicher Leichtathletiktrainer bei Verbänden, Vereinen und am Olympiastützpunkt Stuttgart (Hürdenlauf), seit 2001 in einem forschenden Pharmaunternehmen tätig, dort jetzt Produktmanager Onkologie.

Anhang

(Stand März 2006,
keine Gewähr für die Inhalte der Homepages)

Charité Universitätsmedizin Berlin
Bereich Sportmedizin
Campus Benjamin Franklin
Hindenburgdamm 30
12200 Berlin
Telefon   030 / 84 45 48 34
Fax   030 / 84 45 47 67
Homepage www.charite.de/sport
Mail   sportmedizin@charite.de

Deutsche Krebshilfe
Thomas-Mann-Str. 40
53111 Bonn
Telefon   0228 / 72 99 00
Fax   0228 / 7 29 90 11
Homepage www.krebshilfe.de
Mail   deutsche@krebshilfe.de

Deutsche Krebsgesellschaft
Steinlestraße 6
60596 Frankfurt/Main
Telefon   0 69 / 63 00 96 0
Fax   0 69 / 63 00 96 66
Homepage www.krebsgesellschaft.de
Mail   service@krebsgesellschaft.de

**Arbeitsgemeinschaft der Wissenschaftlichen
Medizinischen Fachgesellschaften (AWMF)**
Geschäftsstelle
Moorenstr. 5
40225 Düsseldorf
Telefon   0211 / 31 28 28
Fax   0211 / 31 68 19
Homepage   www.awmf.de
Mail   awmf@awmf.org

**Deutsche Gesellschaft für Hämatologie
und Onkologie**
Ernst-Heydemann-Str. 6
18055 Rostock
Telefon   0381 / 4 94 74 20
Fax   0381 / 4 94 74 22
Homepage   www.dgho.de

Robert Koch-Institut
Nordufer 20
13353 Berlin
Telefon   01888 / 7 54 22 55
Fax   01888 / 7 54 28 55
Homepage   www.rki.de

Gesellschaft für pädiatrische Onkologie und Hämatologie (GPOH)

Sekretariat
Universitäts-Kinderklinik
Albert-Schweitzer-Straße 33
48129 Münster
Telefon   0251/ 83 577 49
Fax   0251/ 83 564 89
Homepage   www.kinderkrebsinfo.de oder www.gpoh.de
Mail   gpoh@uni-muenster.de

DLFH Dachverband und Deutsche Kinderkrebsstiftung

Adenauerallee 134
53113 Bonn
Telefon   0228 / 68 84 60
Fax   0228 / 68 84 64 4
Homepage   www.kinderkrebsstiftung.de
Mail   info@kinderkrebsstiftung.de
oder   dlfhbonn@kinderkrebsstiftung.de

Österreichische Krebshilfe

Wolfengasse 4/10
1010 Wien
Telefon   01 / 7 96 64 50
Fax   01 / 79 66 45 09
Homepage   www.krebshilfe.net
Mail   service@krebshilfe.net

Krebsliga Schweiz
Effingerstr. 40
3001 Bern
Telefon   031 / 3 89 91 00
Krebstelefon - die kostenlose Helpline
der Schweiz: 0800 55 88 38
Fax   031 / 3 89 91 60
Homepage   www.swisscancer.ch
Mail   info@swisscancer.ch

Luxemburgische Krebsstiftung
Fondation Luxembourgoise Contre le Cancer
209, route d'Arlon
1150 Luxembourg
Telefon   45 30 33 1
Fax   45 30 33 33
Homepage   www.cancer.lu
Mail   flcc@pt.lu

Krebsinformationsdienst KID
Deutsche Krebsforschungszentrum
Im Neuenheimer Feld 280
69120 Heidelberg
Telefon Büro 06221 / 42 28 90
Informationsdienst für krebsbezogene Anfragen
Telefon   06221/41 01 21
Montag bis Freitag von 8.00 bis 20.00 Uhr
Fax   06221/4018 06
Homepage   www.krebsinformation.de
Mail   sekretariat-kid@dkfz.de

Deutsche Jose Carreras Leukämie-Stiftung
Arcisstraße 61
80801 München
Telefon   089 / 27 29 04-0
Montag bis Freitag von 9-12 Uhr und von 14-17 Uhr
Fax   089 / 27 29 04-44
Homepage   www. carreras-stiftung.de

Krebs-Kompass
Volker Karl Oehlrich-Gesellschaft
Eisenacher Straße 8
64560 Riedstadt
Homepage   www.krebs-kompass.de
Mail   Marcus.Oehlrich_@_krebs-kompass.de

Frauenselbsthilfe nach Krebs
B 6, 10/11
68159 Mannheim
Telefon   0621 / 2 44 34
Fax   0621 / 15 48 77
Homepage   www.frauenselbsthilfe.de
Mail   kontakt@frauenselbsthilfe.de
Hinweis: Ab. 1.April 2006
Haus der Krebsselbsthilfe
Thomas-Mann-Str. 40
53111 Bonn

mamazone
Frauen und Forschung gegen Brustkrebs
Max-Hempel-Strasse 3
86153 Augsburg
Telefon   0821 / 5 21 31 44
Telefon/Fax   0821 / 5 21 31 43
Homepage   www.mamazone.de
Mail   info@mamazone.de
oder   buero@mamazone.de

KOMEN Deutschland
Verein für die Heilung von Brustkrebs
Louisenstraße 28
61348 Bad Homburg v.d.H.
Telefon   06172 / 68 10 60
Fax   06172 / 68 10 619
Homepage   www.komen.de
Mail   info@komen.de

Deutscher Sportbund
Otto-Fleck-Schneise 12
60528 Frankfurt am Main
Telefon   069 / 6 70 00
Fax: 069 / 67 49 06
Homepage   www.dsb.de
Mail   info@dsb.de

Deutscher Behindertensportverband
Friedrich-Alfred-Str. 10
47055 Duisburg
Telefon   0203 / 7 17 41 70
Fax   0203 / 7 17 41 78
Homepage   www.dbs-npc.de
Mail   dbs@dbs-npc.de

**Deutscher Verband für Gesundheitssport
und Sporttherapie (DVGS)**
Vogelsanger Weg 48
50354 Hürth-Efferen
Telefon   02233 / 6 50 17
Fax   02233 / 6 45 61
Homepage   www.dvgs.de
Mail   dvgs@dvgs.de

**Deutsche Sporthochschule Köln
Institut für Rehabilitation und Behindertensport**
Carl-Diem-Weg 6
50933 Köln
Telefon   0221 / 49 82 48 21
Fax   0221 / 4 97 17 26
Homepage   www.dshs-koeln.de/rehabil/institut.htm
Mail   f.baumann@dshs-koeln.de

Bundesarbeitsgemeinschaft für Rehabilitation
Walter-Kolb-Straße 9-11
60594 Frankfurt am Main
Telefon   069 / 60 50 180
Fax   069 / 60 50 18 29
Homepage www.bar-frankfurt.de
Mail   info@BAR-Frankfurt.de

**Arbeitsgemeinschaft Familienorientierte
Rehabilitation (AGFOR)**
Homepage http://www.agfor.de
Mail info@agfor.de

> *Mitglieder der AGFOR:*
> Gesellschaft für Pädiatrische Onkologie
> und Hämatologie (GPOH)
> Psychosoziale Arbeitsgemeinschaft in der
> Pädiatrischen Onkologie und Hämatologie
> (PSAPOH)
> Deutsche Leukämie-Forschungshilfe
> (DLFH-Dachverband)
> Bundesverband Herzkranker Kinder e.V. (BVHK)
> Elterninitiative Herzkranker Kinder, Tübingen
> (ELHKE)

Klinik Bad Oexen
Oexen 27
32549 Bad Oeynhausen
Telefon   05731 / 5 37 0
Fax   05731 / 5 37 736
Homepage   www.badoexen.de
Mail   klinik@badoexen.de

Rehabilitationsklink Katharinenhöhe
Oberer Katzensteig 11
78141 Schönwald / Schwarzwald
Telefon   07723 / 6 50 30
Fax   07723 / 6 50 31 00
Homepage   www.katharinenhoehe.de
Mail   verwaltung@katharinenhoehe.de

AWO SyltKlinik
Rehabilitationsklinik für Familien
mit einem krebskranken Kind
Am Dorfteich 14+16
25996 Wenningstedt/Sylt
Telefon   04651 / 94 90
Fax   04651 / 94 91 60
Homepage   www.awo-syltklinik.de
Mail   webmaster@awo-SyltKlinik.de

Brandenburg Klinik
Brandenburgallee I
16321 Bernau - Waldsiedlung
Telefon   01805 / 00 85 41 0
Fax   01805 / 00 85 41 33 44
Homepage   www.brandenburgklinik.de
Mail i   nfo@brandenburgklinik.de

Nachsorgeklinik Tannheim
Gemeindewaldstr. 75
78052 VS-Tannheim
Telefon   07705 / 92 00
Fax   07705 / 92 01 99
Homepage   www.tannheim.de
Mail   info@tannheim.de

Verein für Gesundheitssport und Sporttherapie Düsseldorf/Ratingen
Kasernenstr. 61
40213 Düsseldorf
Telefon   0211 / 8 22 55 23
Telefax   0211 / 8 22 57 41
Homepage   www.vgs-d.de
Mail   mail@vgs.d.de

Elternhilfe für krebskranke Kinder Leipzig
Oststraße 21
04317 Leipzig
Telefon   0341 / 9 72 60 64
Fax   0341 / 2 25 15 98
Homepage   www.elternhilfe-leipzig.de
Mail   elternhilfe-leipzig@web.de

Bunter Kreis Duisburg
Heckenstraße 22
47058 Duisburg
Telefon   0203 / 2 89 48 24
Fax   0203 / 2 89 48 25
Homepage   www.bunter-kreis-duisburg.de
Mail   info@bunter-kreis-duisburg.de

Deutsche Kinderkrebsstiftung
Waldpiraten-Camp
Promenadenweg 1
69117 Heidelberg
Telefon   06221 / 18 04 66
Fax   06221 / 18 04 67
Homepage   www.waldpiraten.de
Mail   geib@kinderkrebsstiftung.de

**Verband der Diätassistenten –
Deutscher Bundesverband**
Postfach 10 51 12
40042 Düsseldorf
Telefon   0211 / 16 21 75
Fax   0211 / 35 73 89
Homepage   www.vdd.de
Mail   vdd-duesseldorf@t-online.de

Verband der Oecotrophologen (VDOE)
Reuterstr. 161
53113 Bonn
Telefon   0228 / 28 92 20
Fax   0228 / 28 92 277
Homepage   www.vdoe.de
Mail   vdoe@vdoe.de

Berufsverband Deutscher Ernährungsmediziner
Reichsgrafenstraße 11
79102 Freiburg
Telefon   0761 / 7 04 02 14
Fax   0761 / 7 20 24
Homepage   www.bdem.de
Mail   info@bdem.de

PatientenLiteraturDienst Petra Weingärtner
Eresburgstr. 1
12103 Berlin
Telefon   030 / 75 00 85 82
Fax   030 / 75 00 85 82
Homepage   www.patientenliteratur.de
Mail   info@patientenliteratur.de